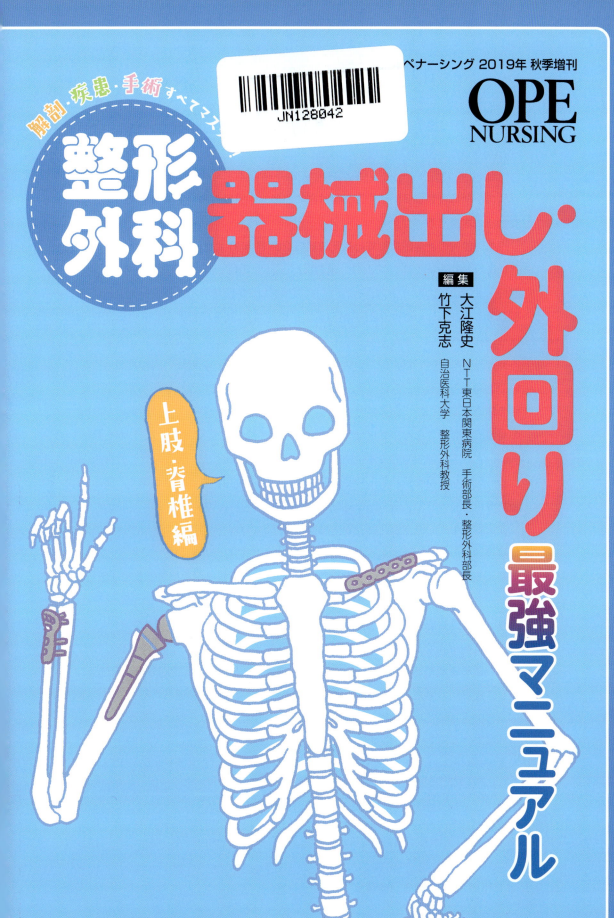

編者のことば

　「整形外科の直接介助は面倒で難しい」と手術室でよく聞く。その理由は、整形外科の手術は種類が多い、整形外科は器械が多い、整形外科の手術は覚えてもすぐ変わる。本当だろうか？

　厚生労働省の社会医療診療行為別統計の2018年6月分の調査では、この1カ月間に行われた手術は172万件、種類は約3,000項目である。このうち筋骨格系・四肢・体幹の手術が19万件行われ、その種類は615項目である。一方、外科が取り扱う腹部外科全体は22万件行われ、その種類は383項目となっている。「やっぱり、種類が多いじゃん！」

　整形外科の手術ではインプラントが使われることが多い。整形外科は再建外科なので、障害で一部をとれば、それを補填することが必要となる。また外傷である骨折の様態も変化した。超高齢社会となった日本では骨折の多くが、骨粗鬆症が原因の骨脆弱性骨折である。骨折は骨の端近く（骨幹端や骨端）で起こり、しかも骨は弱い。これを固定するのに部位別のプレートなどが進化した。同じ橈骨の骨折用のプレートでも、橈骨頚部用、橈骨骨幹部用、橈骨遠位用、果ては橈骨遠位の関節内骨折専用のものまである。「やっぱり、器械が多いじゃん！」

　整形外科手術の進歩は速い。手術の進歩が速いのか、手術器械の進歩が速いのかは議論のあるところではあるが、ここ数年で一般的になったものだけでも、リバース型人工肩関節置換術、鏡視下腱板修復術、内視鏡下腰椎椎間板摘出術などがある。リバース型人工肩関節では骨頭と肩甲骨の形が従来とは反対になっている。「やっぱり、覚えてもすぐ変わるじゃん！」

　整形外科手術で変わらないものは何だろうか？　変わらないのは人体であり、そこに起こる疾患である。本書で変わらない機能解剖を学び、部位別の疾患を知る。そして疾患別の術式チャートをさっと見れば、あなたの頭は整理される。それから個々の術式に当たる。それらを読むには手術時間ほどはかからないだろう。そういう仕組みになっている。

　本書が整形外科手術のプロを目指すオペナースの助けになることを願っている。

大江隆史　NTT東日本関東病院　手術部長・整形外科部長

■■ 編者のことば ■■

　「整形外科器械出し・外回り最強マニュアル 上肢・脊椎編」ができあがりました。整形外科では各部位に合わせた手術法が数多くあり、それぞれの専用器具が開発されています。リバース型人工肩関節のようにまったく新しく日本に導入され、たちまちスタンダートな手術法となったものがあります。一方で、頚椎前方固定術や髄内釘のように以前からある手術法も改良を重ね、より安全かつ正確に手術できるようになっています。

　本増刊号の編集にあたってはNTT東日本関東病院 手術部長、整形外科部長の大江隆史先生と相談しながら、各手術法に熟達した先生方に執筆を依頼して作り上げていきました。各部の解剖と疾患、手術の適応、手術の流れとその介助法について、イラストなど豊富に盛り込んだ内容にしております。これまで整形外科を担当したことのない初心者ナースにも取っつきやすく、見て、そして読んでもらえる本になりました。ひょっとしたら整形外科を初めて回っている研修医の先生もこっそり読んでいるかもしれませんよ。

　手術は外科医が行う、と一般の人は誤解していますが、整形外科医ができることは限られています。器械出し看護師、外回り看護師、臨床工学技士、放射線技師、中央材料室の方々など手術室に関わるメディカルスタッフの緊密な連携があってこそ、安全かつ迅速な手術の遂行が可能です。そのため担当する職務の必要度に応じて、手術の目的・内容・方法を理解しておくことは極めて重要かつ必要です。この増刊号がその一助になることを祈っております。

竹下克志　自治医科大学　整形外科教授

オペナーシング 2019年 秋季増刊

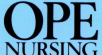

解剖・疾患・手術すべてマスター！

整形外科 器械出し・外回り最強マニュアル
上肢・脊椎編

編集 大江隆史　NTT東日本関東病院　手術部長・整形外科部長
編集 竹下克志　自治医科大学　整形外科教授

- 編者のことば ……………………………………………… 2
- 執筆者一覧 ………………………………………………… 6

第1章　上肢・脊椎手術の解剖＆手術の基礎知識

（1）部位別の機能解剖と特徴／（2）部位別の疾患別術式チャート
- Ⓐ 肩〜肘 …………………………………………………… 8
- Ⓑ 前腕〜手 ………………………………………………… 16
- Ⓒ 頚椎・腰椎 ……………………………………………… 22

（3）上肢・脊椎手術の特徴を知ろう！
- Ⓐ 主な操作と介助のポイント …………………………… 31
- Ⓑ 上肢・脊椎手術で使用するインプラントと介助のポイント …… 37

第2章　肩〜肘の手術

- Ⓐ 鎖骨骨幹部骨折に対する観血的整復固定術 ………… 46
- Ⓑ 肩関節鏡手術（腱板修復術、バンカート修復術） … 60
- Ⓒ 人工肩関節置換術・人工骨頭置換術 ………………… 73
- Ⓓ 上腕骨骨折に対する髄内釘固定術 …………………… 86

CONTENTS

- Ⓔ 肘部管症候群に対する前方皮下移行術 ———————— 97
- Ⓕ 肘関節鏡手術（遊離体摘出術、ドリリング、骨棘切除）——— 108

第3章 前腕〜手の手術

- Ⓐ 橈骨遠位端骨折に対する掌側プレート固定術 ———————— 122
- Ⓑ 屈筋腱縫合・移行術 ———————————————————— 135
- Ⓒ 関節リウマチ患者の伸筋腱断裂に対する関節形成術 ———— 148
- Ⓓ 手根管症候群に対する手根管開放術 ———————————— 159
- Ⓔ 舟状骨骨折に対する骨移植・骨接合術 ——————————— 170
- Ⓕ 手関節鏡視下手術

  （三角線維軟骨複合体の鏡視下部分切除術・

  鏡視下 transosseous 縫合術）————————————————— 183

第4章 頸椎・腰椎の手術

- Ⓐ 頸椎前方固定術 ——————————————————————— 198
- Ⓑ 頸部脊柱管拡大術 ————————————————————— 209
- Ⓒ 腰椎後方椎体間固定術（PLIF、TLIF）——————————— 220
- Ⓓ 顕微鏡視下腰椎後方手術（ヘルニア摘出、椎弓部分切除）— 231
- Ⓔ 内視鏡下腰椎後方椎間板摘出術（MED法）———————— 244

表紙・本文デザイン／安楽麻衣子　　本文イラスト／楠木雪野

執筆者一覧

● 第1章 上肢・脊椎手術の解剖 & 手術の基礎知識

(1) 部位別の機能解剖と特徴／(2) 部位別の疾患別術式チャート

- Ⓐ 自治医科大学整形外科病院助教　**西頭知宏**
- Ⓑ JR東京総合病院整形外科部長　**三浦俊樹**
- Ⓒ 自治医科大学整形外科講師　**井上泰一**

(3) 上肢・脊椎手術の特徴を知ろう！

- Ⓐ・Ⓑ 自治医科大学整形外科講師　**菅原 亮**

● 第2章 肩～肘の手術

- Ⓐ 自治医科大学附属さいたま医療センター整形外科臨床助教　**稲田 智**
- Ⓑ 自治医科大学整形外科助教　**飯島裕生**
- Ⓒ とちぎメディカルセンターしもつが整形外科主任医長　**笹沼秀幸**
- Ⓓ とちぎメディカルセンターしもつが整形外科　**福島 崇**
- Ⓔ 医療法人社団友志会石橋総合病院整形外科医長　**萩原 秀**
- Ⓕ 自治医科大学整形外科助教　**飯島裕生**

● 第3章 前腕～手の手術

- Ⓐ 東京大学医学部附属病院 整形外科 助教　**上原浩介**
- Ⓑ NTT東日本関東病院整形外科　**徳山直人**
- Ⓒ 東京大学医学部附属病院医療安全対策センター講師／整形外科　手の外科診チーフ　**森崎 裕**
- Ⓓ 東京都立広尾病院整形外科部長　**川野健一**
- Ⓔ 日立総合病院整形外科主任医長　**柘植信二郎**
- Ⓕ 国際医療福祉大学医学部整形外科学教授・山王病院整形外科部長　**中村俊康**

● 第4章 頸椎・腰椎の手術

- Ⓐ 自治医科大学整形外科病院助教　**白石康幸**
- Ⓑ 東京大学医学部附属病院整形外科　**中元秀樹**
- Ⓒ 東京大学医学部附属病院整形外科助教　**土肥 透**
- Ⓓ 特定医療法人社団同樹会結城病院整形外科部長　**大木 武**
- Ⓔ 芳賀赤十字病院整形外科副部長　**猪股保志**

第1章 上肢・脊椎手術の解剖＆手術の基礎知識

（1）部位別の機能解剖と特徴

A 肩〜肘

自治医科大学整形外科病院助教　**西頭知宏**

解剖の特徴

　肩から肘周辺を構成する骨は、上腕骨、肩甲骨、鎖骨、橈骨、尺骨である。肩甲骨は鎖骨を介して胸骨と連結し、また多くの筋により胸郭に連結している。肘関節は上腕骨、橈骨、尺骨で構成される。肩周辺を構成する筋は、大きくアウターマッスルとインナーマッスルに分けられ、アウターマッスルは関節外の大きな筋で、インナーマッスルは腱板とよばれる。肘周囲筋は内側の屈筋と外側の伸筋、後方の上腕三頭筋に大きく分けられる。

　肩関節内は関節窩と関節窩を取り巻く関節唇があり、腱板を裏打ちするように関節包があり、前方関節包が肥厚した関節上腕靱帯がある。肘関節は内外側に靱帯があり、肘関節の安定性に関与している。肩から肘の神経は頚椎第5〜8神経と胸椎第1脊髄神経からなる腕神経叢から起こり、肩甲上・下神経、腋窩神経、筋皮神経、橈骨神経、正中神経、尺骨神経に分かれていく。

肩：骨

肩関節は上腕骨頭と肩甲骨、関節窩で構成され、肩甲骨は鎖骨を介して胸郭と連結している。外傷により骨折や脱臼を生じる。骨折では上腕骨近位端骨折、脱臼では肩関節脱臼や肩鎖関節脱臼が多い。肩関節脱臼は前方脱臼が9割以上を占める。

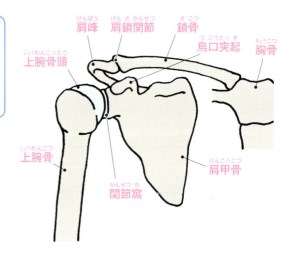

肩：筋（アウターマッスル）

肩関節周辺のアウターマッスルとして、三角筋、大胸筋、僧帽筋、広背筋、上腕二頭筋等があげられる。肩関節手術では、三角筋と大胸筋の間を分けて進入する三角筋大胸筋間アプローチがよく用いられる。最近行われているリバース型人工肩関節置換術は、三角筋の力を用いて肩関節挙上を可能にする。

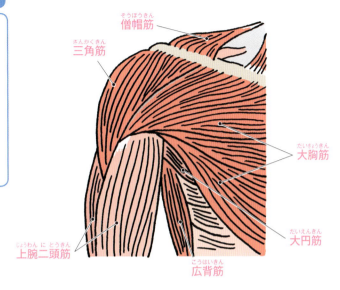

肩：筋（インナーマッスル）

肩関節のインナーマッスルは、肩甲下筋、棘上筋、棘下筋、小円筋から構成され、腱板といわれる。最も多い断裂は棘上筋であり、現在では関節鏡を使用した縫合術として関節鏡視下腱板修復術が多く行われている。腱板修復術が不可能な場合には、患者背景により上方関節包再建術やリバース型人工肩関節置換術が行われる。

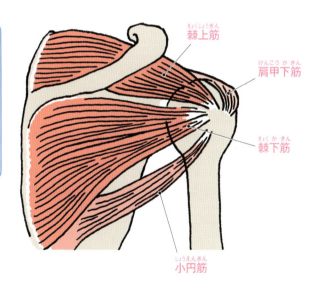

肩：関節内

関節内の手術で多いのは、脱臼と拘縮の手術である。脱臼の主要因は前方から下方にかけての関節唇と下関節上腕靱帯の損傷であり、Bankart病変ともよばれる。脱臼の手術では、関節鏡を用いて前下方関節唇と下関節上腕靱帯を修復する手術が主流である。拘縮の手術では、関節鏡を用いて関節包を解離する手術が行われている。

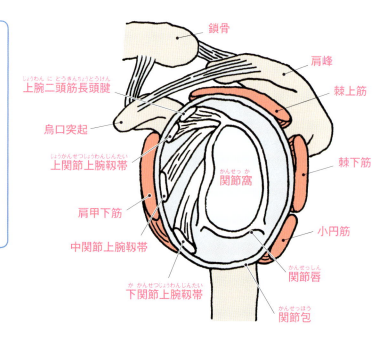

肩：神経

肩関節手術時に損傷しやすい神経として、腋窩神経があげられる。特に人工肩関節置換術を行う際には注意が必要である。腋窩神経は三角筋と肩関節外側の知覚を担っており、術後は肩関節外側の知覚や、肩関節外転の動きが鈍くなっていないかの確認が重要である。

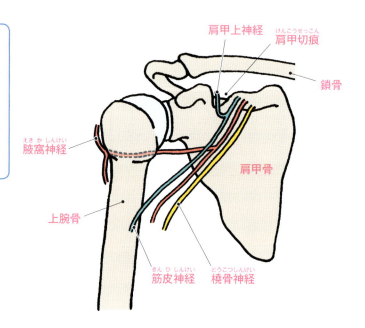

肘：骨

肘関節は上腕骨、橈骨、尺骨で構成されている。肘関節周辺の骨折では、上腕骨骨折、上腕骨遠位端骨折、橈骨頭骨折等があげられる。上腕骨骨折では髄内釘を用いた骨接合術が行われる。また、野球を代表とするスポーツでの肘疾患として上腕骨小頭の離断性骨軟骨炎があり、遊離体摘出やドリリング、骨軟骨柱移植等が行われる。

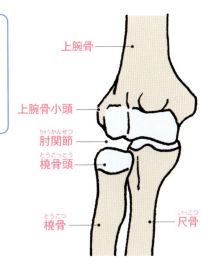

肘：筋（前面）

肘前面の筋は、円回内筋、橈側手根屈筋、長掌筋、尺側手根屈筋等の筋が表層にあり、上腕骨内側上顆に付着している。手関節掌屈を多く行った場合に上腕骨内側上顆炎を起こすことがある。

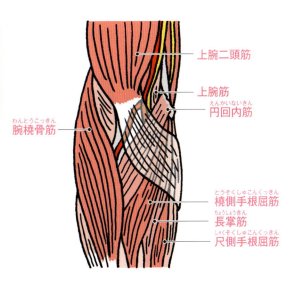

第1章 上肢・脊椎手術の解剖＆手術の基礎知識（1）部位別の機能解剖と特徴

肘：筋（後面）

肘後面の筋は、長橈側手根伸筋、総指伸筋等の筋が表層にあり、上腕骨外側上顆に付着している。手関節背屈を多く行った場合に上腕骨外側上顆炎を起こすことがある。難治性の上腕骨外側上顆炎では手術により治療を行うこともある。

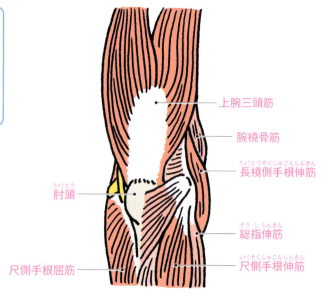

肘：神経

肘関節周辺には、橈骨神経、正中神経、尺骨神経がある。尺骨神経が肘部管で絞扼される肘部管症候群では、肘部管開放術や尺骨神経前方移行術が行われる。また、上腕骨骨幹部では骨折により橈骨神経を損傷することがある。手関節や手指の背屈が可能かどうかチェックが重要である。

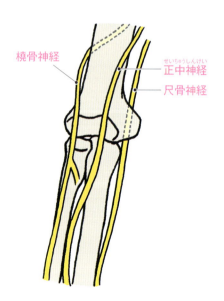

肘：靱帯（内側）

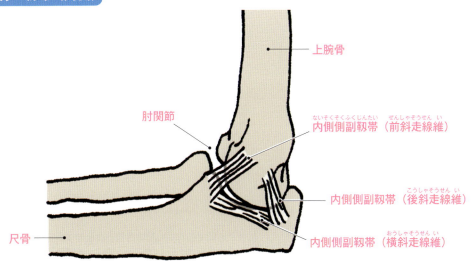

肘関節内側の靱帯として内側側副靱帯がある。前斜走線維が主で、肘関節外反ストレスに耐えうる構造となっている。野球選手の肘痛は内側側副靱帯損傷の場合があり、再建術等が行われている。また、肘関節拘縮では、後斜走線維損傷が原因となっていることがあり、これを手術的に切除することもある。

肘：靱帯（外側）

肘関節外側の靱帯として外側側副靱帯複合体がある。肘関節脱臼等の外傷で外側側副靱帯を損傷した場合、後外側不安定性が出ることがある。この場合には、手術により外側側副靱帯を再建することがある。

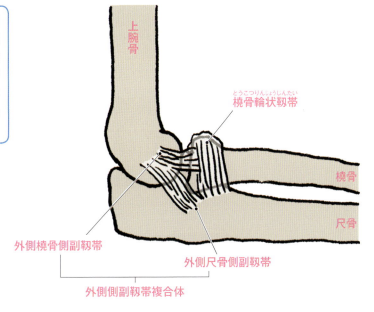

(2)部位別の疾患別術式チャート

A 肩〜肘

自治医科大学整形外科病院助教　**西頭知宏**

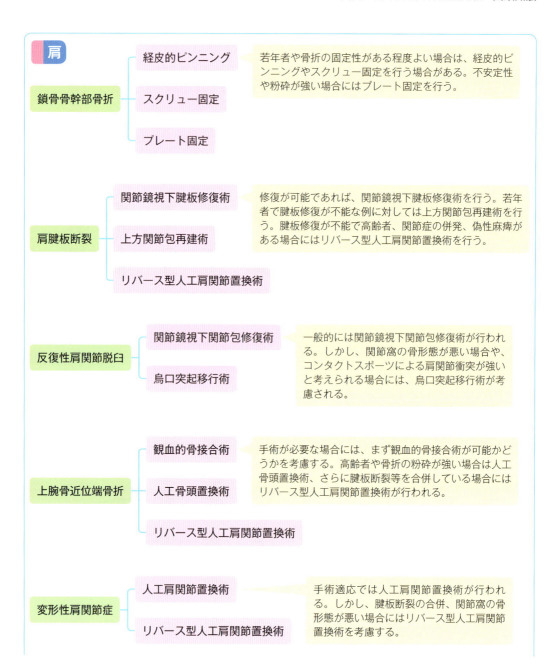

第1章 上肢・脊椎手術の解剖＆手術の基礎知識　（2）部位別の疾患別術式チャート

```
上腕骨骨幹部骨折 ┬ 髄内釘固定術 ── 一般的には髄内釘固定術が行われる場合が多い。しかし、骨質が悪い、骨折部の粉砕が強い、骨折部の転位が大きく整復が必要等の場合はプレート固定術が考慮される。
                 └ プレート固定術
```

肘

```
肘部管症候群 ┬ 尺骨神経前方移行術 ── 一般的には尺骨神経前方移行術が行われる。変形性肘関節症等で骨棘がある場合には骨切り術が併用されることもある。
              └ 内側上顆骨切り術（King法）

離断性骨軟骨炎 ┬ 関節鏡視下クリーニング、遊離体摘出術 ── 遊離体のみであれば遊離体を摘出する。離断性骨軟骨炎の範囲が小さい場合や早期スポーツ復帰を望む場合は、関節鏡視下クリーニングを行う。離断性骨軟骨炎の範囲が大きい場合には骨軟骨柱移植術が行われる。
                └ 骨軟骨柱移植術

肘関節骨軟骨損傷 ┬ 遊離体摘出術 ── 小さい遊離体のみであれば遊離体を摘出する。ある程度大きさがある場合には骨釘を用いた固定を考慮する。遊離体がなく欠損があればドリリングや骨軟骨柱移植術を考慮する。
                 ├ 骨釘固定術
                 └ 関節鏡下ドリリング

変形性肘関節症 ┬ 関節鏡視下骨棘切除術 ── 若年で変形や骨棘が少ない場合には関節鏡視下骨棘切除術を行う。高齢者で変形が強い場合には人工肘関節置換術も考慮する。
                └ 人工肘関節置換術
```

(1) 部位別の機能解剖と特徴

B 前腕〜手

JR東京総合病院整形外科部長　三浦俊樹

解剖の特徴

　片手（前腕から指先まで）だけでも29個の骨があり、関節の複雑な構成により手の精緻な運動が可能となる。手は敏感な感覚器官でもあり、指先では4mmしか離れていない2点でも識別することができる。このように小さな構造物が詰まった手の診療では、体表のメルクマール（指標）と深部の構造を関係づけられることも重要になる。

　代表的な手の疾患には以下のようなものがある。

骨折：橈骨遠位端は体のなかで最も骨折しやすい部位の1つである。舟状骨は手根骨のなかで要の骨であり、その骨折の診断・治療には注意点も多い。

関節：関節リウマチでは手関節やMP関節、PIP関節が滑膜炎により破壊されていく。関節リウマチによる遠位橈尺関節の破壊では、伸筋腱断裂が生じやすい。

神経：手根管で正中神経が絞扼される手根管症候群は、上肢のしびれの原因として最多である。手関節の掌屈や背屈で絞扼が強くなる。

腱：zone 2（p.18参照）での屈筋腱断裂は、縫合手術後も癒着を生じる等、治療が難しい損傷である。

手指の骨と関節の名称

骨・関節の名称
手根骨と中手骨間がCM（carpometacarpal）関節、中手骨と基節骨間がMP（metacarpophalangeal）関節、基節骨と中節骨間がPIP（proximal interphalangeal）関節、中節骨と末節骨間がDIP（distal interphalangeal）関節。

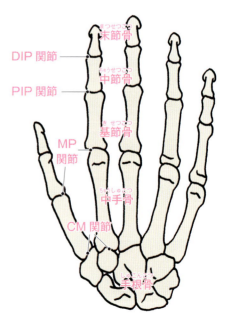

手根骨

三角線維軟骨複合体（TFCC）
尺骨頭と手根骨の間にあり、線維軟骨性の関節円板と周囲の靱帯成分から構成される。衝撃吸収や遠位橈尺関節の安定化に作用する。

手根骨（掌側から見たところ）
1：豆状骨、2：三角骨、3：月状骨、4：舟状骨、5：大菱形骨、6：小菱形骨、7：有頭骨、8：有鉤骨（覚え方例「とうさんのげっしゅう、大小有り有り」）。
手根骨は互いに靱帯性に結合し連動して動く。舟状骨骨折等で手根骨間の連動が崩れると関節障害に至る。

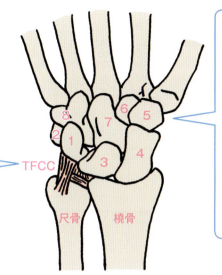

伸筋腱コンパートメント

嗅ぎタバコ窩
長母指伸筋腱と短母指伸筋腱の間にできるくぼみ。舟状骨の位置を示す。

Lister 結節
第2と第3コンパートメントの間に触れる橈骨遠位端の骨性隆起であり、手関節の部位を確認するためのメルクマールとなる。

伸筋支帯
橈尺骨遠位端、手関節背側で伸筋支帯が伸筋腱の6つのコンパートメントを形成する。

遠位橈尺関節
関節直上が第5コンパートメントにあたり、小指伸筋腱が走行する。

各コンパートメントを走行する腱
①長母指外転筋腱、短母指伸筋腱、②長・短橈側手根伸筋腱、③長母指伸筋腱、④総指伸筋腱、固有示指伸筋腱、⑤小指伸筋腱、⑥尺側手根伸筋腱。

屈筋腱（指部）

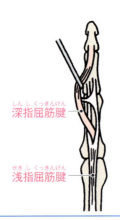

深指屈筋腱
浅指屈筋腱

> **屈筋腱 zone**
> 示指から小指の手掌遠位部から中節中央までは zone 2 とよばれ、靭帯性腱鞘の中を 2 本の腱が走行する。
> A：annular pallet（輪状滑車）、
> C：cruciate pallet（十字滑車）

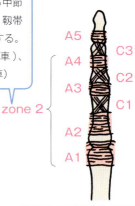

A5 / A4 / A3 / A2 / A1
C3 / C2 / C1
zone 2

> 示指から小指には屈筋腱が 2 本（末節骨に停止する深指屈筋腱と中節骨に停止する浅指屈筋腱）がある。母指は長母指屈筋腱のみである。

> 手掌遠位部から末梢にかけて、屈筋腱は靭帯性の輪状腱鞘の中を走行する。

手根部の横断面

> **尺骨神経**
> 手根管の外縁である有鉤骨鉤の尺側（手根管外）を走行する。

屈筋支帯（横手根靭帯）
尺骨神経
手指屈筋腱
手根管
正中神経

> **手根管**
> 手根骨と屈筋支帯（横手根靭帯）で囲まれた手根管内には、手指屈筋腱と正中神経が走行する。

手掌の体表解剖

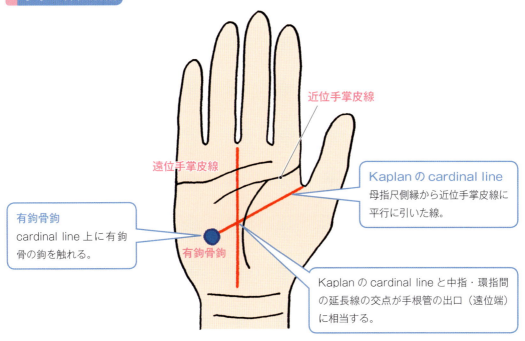

皮膚の支配神経（前腕・手）

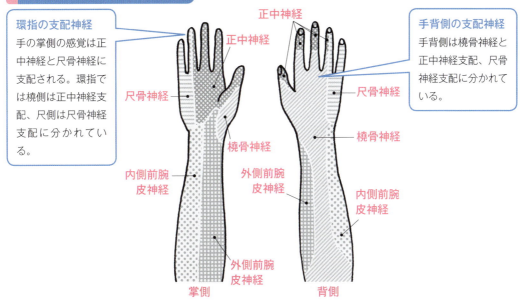

(2)部位別の疾患別術式チャート
Ⓑ 前腕〜手

JR東京総合病院整形外科部長　三浦俊樹

疾患	術式	説明
骨折	橈骨遠位端骨折に対する掌側プレート固定術	短縮や変形、手関節面の転位が強い場合、骨折部が不安定で整復位が保持できない場合に手術が選択される。手術法では正確な整復と強固な固定が可能な掌側ロッキングプレート固定が選択されることが多い。小児等では経皮的な鋼線刺入固定（ギプス固定併用）も行われる。合併損傷によっては創外固定が行われることもある。
	舟状骨骨折に対する骨移植術・骨接合術	受傷早期で転位の小さい骨折に対しては、X線透視装置を利用し小皮切でheadless compression screwによる骨接合を行う。骨折部位により、スクリュー刺入を近位から行うか遠位から行うかを決める。転位が大きい骨折や受傷から時間が経った遷延治癒や偽関節では骨折部を十分に展開し、腸骨や橈骨遠位部からの骨移植を併用したうえでスクリュー固定を行う。
屈筋腱損傷	屈筋腱縫合・移行術・移植術	刃物等で鋭的に断裂した腱損傷は、受傷直後には救急外来等で創内の洗浄と皮膚縫合を行い、受傷3週までに腱縫合手術を行う。骨折等に伴う慢性的な刺激による腱の皮下断裂では断端を直接縫合することが困難であり、他部位から採取した遊離腱を橋渡しに縫合する腱移植術や、他の筋・腱に縫合する腱移行術が行われる。
関節リウマチ	伸筋腱断裂に対する関節形成術（Sauvé-Kapandji法、Darrach法等）	断裂腱の再建には、遠位断端を隣接指の腱に縫合する腱移行術や遊離腱を橋渡しにする腱移植術を行う。同時に遠位橈尺関節の処置として、橈骨と月状骨が強直している場合には尺骨頭を切除するDarrach法を、強直していない場合は遠位橈尺関節を固定したうえで尺骨遠位部を切除し新たな関節をつくるSauvé-Kapandji法を行う。
手根管症候群	手根管開放術	絞扼された正中神経の除圧のため、屈筋支帯（横手根靱帯）を切離する。手根管開放術には手掌近位部を数cm切開し直視下に操作するmini open法や、前腕遠位部においた小皮切から手根管内に関節鏡を挿入し靱帯切離を行う鏡視下手根管開放術がある。最終的な成績は同等であり、患者の希望や術者の経験により術式が選択される。

| 三角線維軟骨複合体（TFCC）損傷 | 手関節鏡視下手術（TFCCの鏡視下部分切除術・縫合術） | TFCCの中央にある関節円板に穴が開いているタイプの断裂では、滑膜切除や断裂部のトリミングを行う。辺縁部断裂やTFCCが尺骨頭小窩部に付着する靱帯部の断裂では、縫合（陳旧例では靱帯再建）を行う。尺骨手根関節の除圧、遠位橈尺関節を安定させるため、尺骨短縮術を併用することもある。 |

(1) 部位別の機能解剖と特徴

C 頚椎・腰椎

自治医科大学整形外科講師　井上泰一

頚椎の解剖の特徴

　頚椎は脊椎の頭側に位置し、頭蓋骨に続いて7つの椎骨からなる構造体である。頚部の支持と可動性を担うとともに、脊髄を保護する役割も果たしている。

　頚椎の椎骨は、頭蓋骨の下から第1頚椎（C1）〜第7頚椎（C7）までの名称がついており、解剖学的特徴からC1は環椎、C2は軸椎、C7は隆椎という別名がある。C1、C2は上位頚椎、C3以下の頚椎は中下位頚椎とよばれる。

　また、脊髄は大脳、橋、延髄から続く中枢神経で、大後頭孔付近で延髄から脊髄に移行して第1/2腰椎（L1/2）のレベルで円錐部になり終わる。神経根は脊髄から分岐し、隣接する椎骨の間で前外方にある椎間孔を通る。後頭骨〜C1の間でC1神経根が分岐し、C1〜C2間でC2神経根が、C7〜T1（第1胸椎）間でC8神経根が分岐する。頚椎のみ骨の数（C1〜C7）より1本神経根が多い（C1〜C8）ので、注意する必要がある。

　頚椎の正常可動域は屈曲60°、伸展50°、側屈が左右それぞれ50°、回旋が60°となっている。

頚椎前面

頚椎の前面には、頭部からの荷重の大部分を支える椎体があり、C2以下の椎体同士を椎間板とよばれる軟骨組織で連結し可動性を有している。また、C1〜C6の椎骨の左右に横突孔があり、この中を椎骨動脈が走行している。椎骨動脈は左右の鎖骨下動脈で分岐し、頭蓋内で合流して脳底動脈となる。

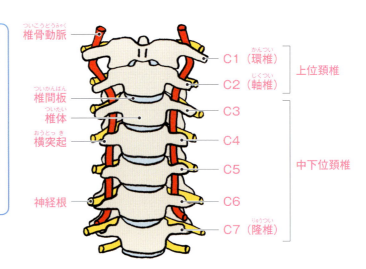

頚椎側面

頚椎を側面から見ると、椎体の前面には前縦靱帯が付着し、棘突起後方に項靱帯が付着する。項靱帯は胸椎・腰椎になると棘上靱帯になる。

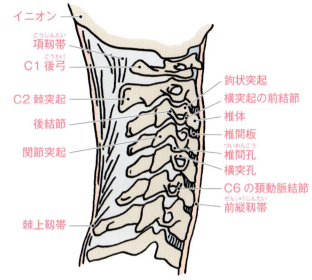

（文献1より改変して引用）

頚椎後面

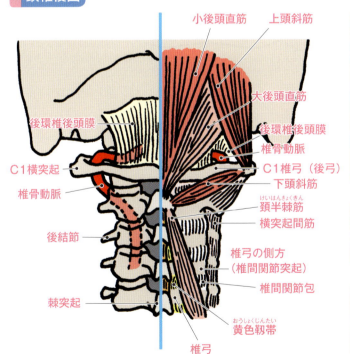

（文献1より改変して引用）

頚椎を後面から見ると、C1は後弓があり、C2以下の椎骨は後方成分である椎弓と椎弓中央で後方に突出する棘突起が存在する。棘突起はC2、C7で大きく、C2棘突起には大後頭直筋・下頭斜筋・頚半棘筋とよばれる筋肉が付着しており、頚椎の安静性や可動性に重要な働きをもっている。

椎弓の左右には、上下の椎骨を連結している椎間関節といわれる関節があり、関節包で包まれている。

椎弓の腹側は脊柱管とよばれる骨製のトンネルがあり、脊髄が通っている。C2以下の椎弓間の腹側は黄色靱帯とよばれる靱帯成分で椎弓同士が連結されており、背側より硬膜を見ることはできない。

頚椎横断面

椎骨を安定化させる組織として、椎体の前方に頭尾側に縦に走る前縦靱帯、椎体の後方に縦に走る後縦靱帯、椎弓間の腹側に黄色靱帯、棘突起間に棘間靱帯、棘突起後方に項靱帯が存在する。

椎体の前方には食道と気管が存在し、その左右に総頚動脈と内頚静脈が走行する。

椎体の外側の横突孔の中を頭尾側に椎骨動脈が走行している。

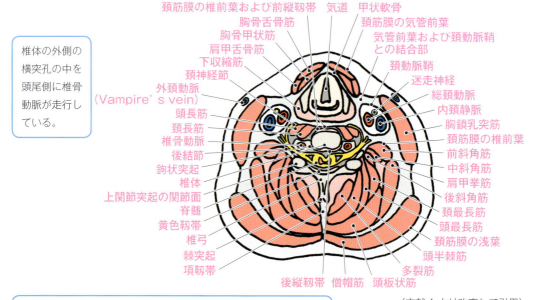

（文献1より改変して引用）

頚椎の横断面を見ると、前方の楕円形の椎体と後方の弓状の椎弓の間は椎弓根で連結されている。また後方部には椎間関節を形成する上下の関節突起や横突起、後方に突出する棘突起が存在する。

腰椎の解剖の特徴

　腰椎は脊椎の尾側に位置し、肋骨のついた胸椎に続いて通常5つの椎骨からなる構造体である。腰部の支持と可動性を担うとともに、脊髄や馬尾神経を保護する役割も果たしている。腰椎は第5腰椎（L5）が仙椎化して4個に見える場合と、第12胸椎（T12）の肋骨低形成で腰椎が6個に見えたり、仙椎が腰椎化して6個に見えたりすることがある。腰椎の数が合わないときには、頭蓋骨から数えて腰椎の数を確認する必要がある。

　また、脊髄円錐部は高位に個人差があり、圧迫骨折等で高さが変化することがあるが、第1腰椎（L1）頭側から第2/3腰椎間（L2/3椎間）に位置することが多い。円

錐部から末梢では馬尾神経となり、硬膜管の中を走行していく。腰椎部の神経根は、L1〜L2の間の椎間孔でL1神経根が分岐し、L2〜L3間でL2神経根が、L5〜S（仙骨）間でL5神経根が椎間孔を通過して脊柱管外へ出る。

　胸腰椎の正常可動域は、屈曲（前屈）では45°、伸展（後屈）では30°、側屈は左右それぞれ40°、回旋は40°である。

腰椎前面

腰椎の前面には腹部大動脈が、右前面には下大静脈があり、L5レベルで左右の総腸骨動脈と総腸骨静脈に分かれることが多い。L4より上位でそれぞれの椎体を栄養する分節動脈（腰動脈）を分岐する。椎体の両側を大腰筋が走行し、大腰筋の前側を尿管が走行する。

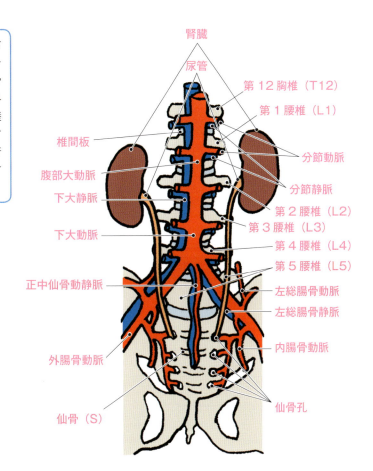

腰椎側面

椎体間には椎間板が存在し、椎弓と椎体は椎弓根（ペディクル）で連結されている。各椎体の前面には前縦靱帯が付着して支持し、後方は後縦靱帯が支持している。後方の椎弓は椎間関節（ファセット）でそれぞれ連結し、棘突起間は棘間靱帯で、棘突起背側は棘上靱帯でそれぞれ支持されている。

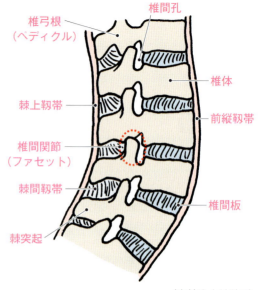

（文献3より引用）

腰椎後面

腰椎を後方から見ると、椎弓と棘突起があり、頭側の下関節突起と尾側の上関節突起により椎間関節を形成し、関節包で覆われている。椎間関節の尾側のあたりから横突起が左右にせり出している。また、頭側椎弓の中下縁腹側から尾側椎弓の上縁腹側までは黄色靱帯でつながり、それにより支持されている。

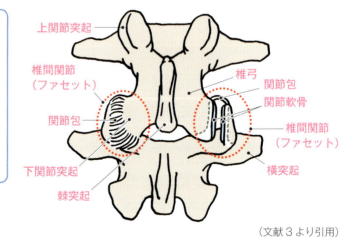

（文献3より引用）

腰椎横断面

腰椎の後方成分を構成する筋肉として、多裂筋、最長筋、腸肋筋、腰方形筋があり、これらをまとめて傍脊柱筋とよぶこともある。腹膜は、腹壁に張り付いている壁側腹膜と消化管等を包んでいる臓側腹膜からなり、腹腔を形成している。後腹膜とは、壁側腹膜から移行してきた腹腔後面の腹膜と、脊椎あるいは腰背筋群との間の領域のことである。後腹膜には、腹部大動脈や下大静脈、腎臓や尿管等の臓器が存在し、それらの臓器間は豊富な脂肪組織で満たされている。

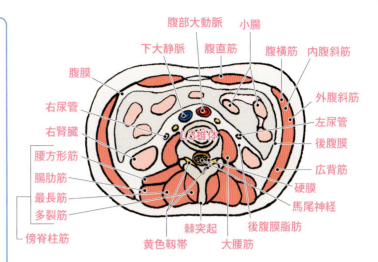

引用・参考文献

1) 辻陽雄. "腰椎" "頸椎". 整形外科医のための手術解剖学図説. 原書第5版. 辻陽雄ほか監訳. 東京, 南江堂, 2018, 284-348.
2) 長本行隆ほか. "脊椎・脊髄の構造と機能". カラーアトラス脊椎・脊髄外科. 山下敏彦編. 東京, 中外医学社, 2013, 2-26.
3) 今城靖明ほか. "脊椎・脊髄のバイオメカニクス". カラーアトラス脊椎・脊髄外科. 山下敏彦編. 東京, 中外医学社, 2013, 27-42.

(2)部位別の疾患別術式チャート

C 頸椎・腰椎

自治医科大学整形外科講師　井上泰一

頸椎

頸椎症性脊髄症および頸椎症性神経根症
- 頸椎後方除圧術（椎弓形成術、内視鏡視下椎弓切除術）
- 頸椎前方除圧固定術

前方からの圧迫が強ければ前方から、後方からの圧迫が強ければ後方から手術（除圧）を検討する。背骨の並び具合が悪い場合、頸椎が後弯している場合も前方からの手術を検討する。術者の好みが術式選択に大きく関わってくる。

頸椎後縦靱帯骨化症
- 頸椎後方除圧術（椎弓形成術、内視鏡視下椎弓切除術）
- 頸椎前方除圧固定術（骨化摘出術もしくは骨化浮上術）
- 頸椎後方除圧固定術

前方からの圧迫が高度の場合は1～2椎間であれば前方除圧＋骨化摘出術か骨化浮上術を検討するが、3椎間以上になると後方から固定と除圧を行う場合が多くなってきている。ただし、術者の好みが術式選択に大きく関わり、頸椎後縦靱帯骨化症のほとんどすべての患者に後方除圧術を選択する医師も存在する。

頸椎椎間板ヘルニア
- 頸椎後方除圧術（椎弓形成術、内視鏡視下椎弓切除術）
- 頸椎前方除圧固定術
- 頸椎人工椎間板置換術

大半の症例で頸椎前方除圧固定術を選択するが、他椎間にわたってヘルニアが出現している場合は後方除圧固定術を選択する場合もある。頸椎人工椎間板置換術は2017年より日本でも採用される新しい術式で、施設基準を満たし、執刀医が事前に講習を受けることと、頸椎前方手術症例数が一定数以上あることが使用基準となっている。

環軸椎亜脱臼
- 後頭骨頸椎後方固定術
- Magerl法＋Brooks法

抗リウマチ薬、生物学的製剤の使用でコントロール不良の関節リウマチ患者が減ってきたため、手術が必要な患者数は減っている。環椎が後屈で元の位置に戻る場合はMagerl法とBrooks法の併用で固定するが、環椎が適切な位置に戻らない場合は後頭骨から第2頸椎まで固定する。軸椎より下の頸椎が不安定な場合は、その下まで固定することがある。

腰椎

腰椎椎間板ヘルニア
- 椎間板摘出術（LOVE法）
- 顕微鏡視下椎間板摘出術
- 内視鏡視下椎間板摘出術（MED、PELD）
- 腰椎後方椎体間固定術（PLIF、TLIF）

> どの術式で行うかは、術者がどの手技を学んできたかによって変わることが多い。2回目の再発ヘルニアまでは、1回目と同様の手技を行うことが大半だが、3回目以降の再発は、後方からの固定術を検討することが多い。外側ヘルニアも、固定術を検討する医師が存在する。

腰部脊柱管狭窄症
- 椎弓切除術
- 腰椎後方椎体間固定術（PLIF、TLIF）
- 内視鏡視下椎弓切除術（MEL、PEL）

> 不安定性を伴わない症例については椎弓切除術を選択する。術者の好みによって、内視鏡視下椎弓切除術を選択する場合がある。不安定性を伴っているものは、腰椎後方椎体間固定術を行うことが多い。PLIFにするか、TLIFにするかは術者の好みによるところが大きい。

腰椎すべり症
- 腰椎後方椎体間固定術（PLIF、TLIF）
- 腰椎前方固定術（OLIF、XLIF）＋後方固定術

> 不安定性を伴わない場合は腰部脊柱管狭窄症に準じて椎弓切除術を行う場合もあるが、アライメントを直すために、ケージを入れて矯正することが多い。ケージを後方から入れるのがPLIF、斜め後方から入れるのがTLIF、斜め前方から入れるのがOLIFおよびXLIFになる。また、大腰筋筋間から入れるのがXLIF、大腰筋を剥離して斜め前方から入れるのがOLIFになる。施設基準を満たす必要があり、術者が腰椎前方固定術に対して慣れていることと、指定のトレーニングを受講していれば施行することができる。

腰椎圧迫骨折
- 経皮的椎体形成術（BKP）
- 椎体形成術＋後方固定術
- 腰椎前方後方固定術

> 十分に保存的に加療しても疼痛がとれず後壁が壊れていない場合、経皮的椎体形成術（BKP）を選択する。不安定性が出始めた場合は、椎体形成術を行い、後方固定術を行う。後壁が壊れて不安定な場合は、腰椎の前後合併の固定術を検討する。

引用・参考文献

1) 辻陽雄. "腰椎" "頸椎". 整形外科医のための手術解剖学図説. 原書第 5 版. 辻陽雄ほか監訳. 東京, 南江堂, 2018, 284-348.
2) 長本行隆ほか. "脊椎・脊髄の構造と機能". カラーアトラス脊椎・脊髄外科. 山下敏彦編. 東京, 中外医学社, 2013, 2-26.
3) 今城靖明ほか. "脊椎・脊髄のバイオメカニクス". カラーアトラス脊椎・脊髄外科. 山下敏彦編. 東京, 中外医学社, 2013, 27-42.

(3)上肢・脊椎手術の特徴を知ろう！

主な操作と介助のポイント

自治医科大学整形外科講師　菅原 亮

整形外科手術の特徴

整形外科手術の対象となる疾患は、上肢・下肢・脊椎の外傷・変性疾患と多岐にわたる。それぞれにさまざまな手術があり、各種のアプローチ法や体位が存在する。また、インプラント（スクリュー〔ねじ〕やプレート、人工関節等の金属）を使用する手術が多いため、複数の器械が術野に出てくることも特徴である。

■手術操作の特徴

整形外科医は、よく"骨大工"と例えられる。日曜大工で使用するような器械を使い、骨を切る、スクリューで固定する、ドリルで削る等の操作を行う。目を閉じれば、自分がまるで工事現場にいるかのような錯覚に陥るであろう。

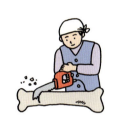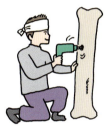

■手術看護の特徴

手術のバリエーションが多いため、さまざまな手術の体位や解剖の知識が必要である。基本的な器械にも似かよった道具が多いうえに、インプラントを使用する手術では付属の器械が山のようにある。そのため、慣れるまでは術者から要求された器械をすぐに出せないこともよくある。それぞれの術式を理解して、手術の流れや必要な器械を把握することが重要である。

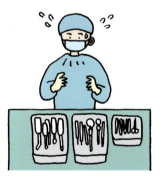

器械出し看護の特徴

整形外科手術では、硬い骨に対するアプローチが多く、いわゆる"大工道具"を使った手技がたくさんある。整形外科手術に特徴的な手術操作を紹介する。

■削る・穴を開ける（図1）

ハイスピードドリル：気動式のタイプは"エアトーム"や"エアドリル"とよばれ、最近は電動式のタイプもある。先端についた球形のドリルを回転させ、骨を自在に削るこ

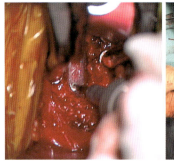
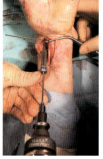

図1 削る・穴を開ける

左：エアドリルで骨を削る。右：パワーツールでスクリュー孔を作成。

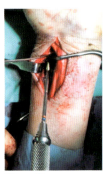
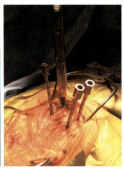

図2 スクリューを入れる

左：橈骨遠位端骨折でのスクリュー挿入。右：脊椎固定術での椎弓根スクリュー挿入。

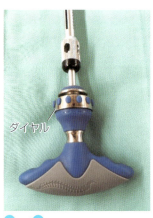

図3 ラチェット

柄とシャフトの間にあるダイヤルを左右に回すことで、時計回りと反時計回りに回転を変えることができる。毎回、新たにスクリューをつけて渡すときは、必ず時計回りにして渡すこと。

とができる。主に脊椎手術で脊髄周囲の骨を削るときに使用される。

パワーツール：電動バッテリー式が主流であるが、気動式のタイプもある。Kワイヤー等をつけて、骨に穴を開けることができる。正確なドリリングを行うために、ドリルがまっすぐに装着されているかを随時確認する。またドリルの機能にもリーミングやドリリング等があり、用途に応じて機能設定と回転方向を毎回確認する。

■ **スクリューを入れる（図2）**

タップドリル：挿入するスクリューが正しい方向に入るよう、ネジ山を切るために使用

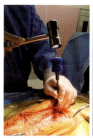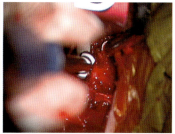

図4 叩く

左：プローブの挿入。右：叩き棒で椎体間ケージを叩いて挿入。

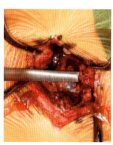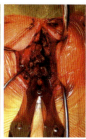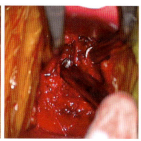

図5 骨を切る

左：ノミで骨を掘削。中：リウエルで骨を切除。右：ケリソンパンチで骨を切除。

する。特に硬い皮質骨にスクリューを効かせるために使用する。

ドライバー：先端にスクリューを取り付け、回転させてスクリューを挿入する。スクリューヘッドを把持できるドライバーもあるが、把持できないタイプでは、道具を渡す際にスクリューを落とさないように気をつける。ラチェット（回転方向を一方向に制限し、素早く挿入できるようにする機構。図3）付きのドライバーを使用する場合は、回転の方向を確認して術者に渡す。

■ 叩く（図4）

ハンマー：インプラントを入れるときや、ノミを使うとき等に使用する。叩く加減により、軽い・重い、金属製・プラスチック製等を使い分ける。

叩き棒：柄の部分をハンマーで叩き、先端の面の部分で骨やインプラントを叩き進める。骨移植やケージ挿入等で使用される。

■ 骨を切る（図5）

ノミ：持ち手部分を叩き、先端の刃で骨を叩き切る。刃の形には平ノミ、丸ノミ等があ

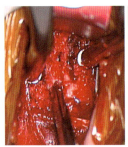 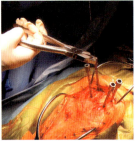

図6 つかむ

左：軟部パンチで椎間板を切除。右：ペンチで椎体に刺さった外套を抜去。

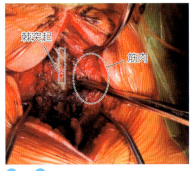

図7 剥がす

コブ剥離子で棘突起から筋肉を剥がす。

り、用途により使い分ける。脊椎手術、骨切り手術等、さまざまな手術で使用される。

ボーンソー（オシレーター）：電動または気動式で、先端のノコを高速で振動させて骨を切る。四肢切断手術や人工関節の設置面作成の際に使用される。

リウエル：先端の丸ノミ部分を使用し、把持部分をグリップして骨を切る。大きな骨の切除や、移植骨の作成に使用する。

ケリソンパンチ：先端の刃で骨や軟部組織を切る。把持力があり、骨も容易に切除可能である。脊椎手術の脊髄周囲の除圧に使用される。

■ つかむ（図6）

軟部パンチ：骨の周囲の軟部組織の切除に使用する。ケリソンパンチよりも切る力が弱く、無理に骨を切ろうとすると壊れることがあるので注意が必要である。

ペンチ：刃先の平たい部分で金属を把持し、金属をつかむ、曲げる、引っ張る等の操作を加える。

■ 剥がす（図7）

コブ剥離子：骨と筋肉・骨膜を剥がすのに使用する。脊椎手術の展開時によく使用される。

ラスパトリウム：先端が鋭になっており、骨膜の剥離に使用する。骨折手術でよく使用される。

外回り看護のポイント

■ 滅菌ガウン等の装備

人工関節手術では特に感染に注意する必要があり、手術のときに宇宙服のようなガウンを装着する。手術器械が多く、手術室内は狭くなりがちであるため、術者にガウンを着せるとき、室内を移動するとき等、スタッフや器械台にぶつからないように配慮が必

要である。また、骨やインプラントを扱う際、知らない間に手袋に穴が空いていることがあるため、整形外科手術では手袋を2枚重ねて装着することが一般的である。

■セッティングのポイント

術中にX線透視装置（Cアーム）を使用することが多く、X線透視装置やモニターの位置を術者に事前に確認しておくとスムーズに準備ができる。

骨折患者では患部が不安定でグラグラしていることがあり、移動やセッティングのときには術者に患部を持ってもらう。また四肢の手術では左右の取り違えがないよう、術者と繰り返しの確認を行う。

術中の体位で、圧迫される部分の除圧は特に重要である。側臥位では総腓骨神経、腹臥位では前胸部や腸骨、眼球が圧迫されないように除圧する。側臥位・腹臥位手術の体位変換時は、モニターや点滴ライン、ドレーンの誤抜去が起こりうるので注意が必要である。

■モニタリングのポイント

骨からの出血は意外に多く、特に骨盤や脊椎手術では出血量が増えて術中に血圧が低下することがある。また上肢・下肢の手術で駆血帯（タニケット）を使用した場合に、駆血・駆血解除時に血圧が変動することがある。駆血・駆血解除時には麻酔科の医師にも声がけし、バイタルサインの変動に注意する。

■体温管理のポイント

脊椎手術等で術野が広い場合、術中は体温が奪われやすく、加温の際にもその部位が限られてしまうことがある。そのため、術前から加温を行うことが効果的であるといわれている。また駆血解除時にも体温が低下することがあり、注意が必要である。

個別性の高い患者の対応ポイント

■高齢者や認知症例

高齢者では四肢の可動域が低下し、通常どおり四肢をセッティングできないことがある。無理な体位どりは骨折等を引き起こす可能性があるため、術前訪問時に関節可動域を確認しておく。また皮膚が脆弱なため、テープによる固定や体位変換でも容易に表皮剝離を生じる可能性があり、注意が必要である。難聴・認知症例の患者には大きな声でゆっくり声がけを行うことで、意思疎通がとれることが多い。

■肥満症例での手術体位のポイント

腹臥位手術では、患者自身の体重により前胸部、腸骨部の皮膚トラブルが発生しやすい。特に上腕や腹部の脂肪が手術台に思いがけず当たっていることがある。圧迫を起こしそうな部位に注目し、いつも以上にスキンケアに注意する必要がある。また、体位変

換の際には複数人で行うようにして、自身の体への負担が増えすぎないようにする。

■側弯・後弯症例での手術体位のポイント
　体幹の変形により、仰臥位、側臥位、腹臥位がうまくとれないことがある。予定の手術体位をとれるかどうか、事前に手術室に来てもらいシミュレーションを行うこともある。

(3)上肢・脊椎手術の特徴を知ろう！

B 上肢・脊椎手術で使用するインプラントと介助のポイント

自治医科大学整形外科講師　菅原 亮

インプラントの取り扱い注意点と介助のポイント

■取り扱いの注意点

　人工関節手術や脊椎のインプラント手術では、インプラントを使用しない手術に比べて感染率が高いことが知られている[1]。そのため、インプラント手術では特に感染予防に注意を払い、器具・器械の清潔な取り扱いが必要となる。

　また、インプラントはサイズや種類、左右の違い等、間違えやすい要素が多い。再利用はできないため、必要なインプラントとは異なるものを術野に出すと、数万～数十万円を無駄にすることになる。インプラントの準備の際は、サイズ・種類・左右等を声に出して、医師とダブルチェックすることを心がける。

　インプラント別の特徴を表1に示す。

■介助のポイント

　インプラントを扱う際には、清潔かつ愛護的な操作を心がける。インプラントを扱う器械台は覆布を2枚重ねとし、インプラントが台から落ちないように、またインプラント同士がぶつからないように広めの器械台を使用する。特に人工関節は組み立て時・設置時以外は不用意に触らないようにし、その都度手袋を交換するくらいの心がけが必要である。インプラントを術者に渡す際には落とさないよう細心の注意を払う。

　なお、インプラントのロット番号は後日確認することがあるため、まとめて保管しカルテに記録しておくとよい。

表1 インプラント別の特徴一覧

●関節用

インプラント	使用部位	材質・構造	いつ&どう使う？	準備・使用時の注意点
人工肩関節 TSA（total shoulder arthroplasty） 人工肩関節システム GLOBAL UNITE®（ジョンソン・エンド・ジョンソン） RSA（reversed shoulder arthroplasty） DELTA XTEND リバースショルダーシステム（モジュラー）（ジョンソン・エンド・ジョンソン）	肩	チタン合金製、コバルトクロム合金製の上腕骨ステムとヘッド。ポリエチレン性のグレノイドコンポーネント。	変形性肩関節症、上腕骨近位端骨折、肩腱板断裂。 痛みの軽減、可動域改善等のため。 近年は肩甲骨関節窩側（グレノイド）のコンポーネントを凸面にしたRSAが増えてきている。	上腕骨側のみにインプラントを設置したものが人工骨頭であり、肩甲窩側にもインプラントを設置したものが人工肩関節である。 上腕骨ステム用のラスプ、トライアルが各サイズあり、上腕骨のトライアル設置後、同サイズのグレノイドコンポーネントのトライアルを設置し、適合性を確認する。グレノイドコンポーネントの設置にはセメントを使用する[2]。 インプラントの予定サイズは事前に術者に確認し、その前後のラスプ、トライアルを手元に置いておくと、スムーズな器械出しができる。

人工骨頭（肩） GLOBAL UNITE®リバースショルダーシステム（モノブロック）（ジョンソン・エンド・ジョンソン）	肩	チタン合金製、コバルトクロム合金製の上腕骨ステムとヘッド。	変形性肩関節症、上腕骨近位端骨折。 痛みの軽減のため。	
スーチャーアンカー Versalok アンカー（ジョンソン・エンド・ジョンソン）	肩	先端はチタン製、糸はファイバーワイヤー。	肩腱板断裂。 腱や靱帯を骨に固着するため。	白い羽には糸をまとめるためのワイヤーがついているため、外さずに術者に渡す。 持ち手のいちばん下のパーツはインプラントの設置に必要なため、渡した後も保管しておく必要がある。
人工肘関節 Nexel Elbow システム（ジンマー バイオメット）	肘	チタン合金製の上腕骨コンポーネント、尺骨コンポーネント。	変形性肘関節症、関節リウマチ。 痛みの軽減のため。	人工関節のトライアルを尺骨側から設置し、上腕骨側も設置したうえで、肘関節を屈伸させながら側方の安定性を確認する。不安定性や動きに問題があれば、過不足を補ったり、少し打ち込んでトライアルの設置を調整する。 各インプラント設置にはセメントを使用する[3]。

第1章 上肢・脊椎手術の解剖＆手術の基礎知識 （3）上肢・脊椎手術の特徴を知ろう！

●骨折用

インプラント	使用部位	材質・構造	いつ&どう使う？	準備・使用時の注意点
上腕骨近位プレート PHILOS プロキシマルヒューメラスプレート	肩	チタン合金製。	上腕骨近位端骨折。	骨折で使用されるプレートのサイズには、スモールとラージがある。それぞれのサイズで道具やスクリューのサイズ等が変わる。 アナトミカルプレートは各部位の解剖学的な形状に沿って、すでに成形されている。 プレート使用の際は、ワイヤーで仮固定し、順次スクリュー固定していく。 スクリューにはロッキング、コーティカル等の種類があるほか、太さ、長さ等で細かく分けられている。バリエーションが多いため、指示を受けたインプラントを復唱し、術者と再確認する。
髄内釘 MultiLoc ヒューメラルネイル	上腕	チタン合金製。	上腕骨骨幹部骨折、上腕骨近位端骨折。	
上腕骨遠位プレート VA-LCP ディスタルヒューメラルプレート	肘	チタン合金製。	上腕骨遠位端骨折、肘周辺骨折。	

橈骨・尺骨骨幹部プレート LCPプレート（左）とリコンストラクションプレート（右）	前腕	チタン合金製。	橈骨・尺骨骨幹部骨折。	LCPプレートやリコンストラクションプレートはストレートな形状であり、骨幹部の骨折によく使用される。ベンディングすることで骨折部位の形状に合わせることができるため、他の部位の骨折でも使用されることが多い。
橈骨遠位端プレート VA TCP ディスタルラディウスプレート	手関節	チタン合金製。	橈骨遠位端骨折。	
鎖骨遠位端プレート LCP クラビクルプレートラテラルエクステンション	鎖骨	チタン合金製。	鎖骨遠位端骨折。	

以上、すべてジョンソン・エンド・ジョンソン

●脊椎用

インプラント	使用部位	材質・構造	いつ&どう使う？	準備・使用時の注意点
ペディクルスクリューロッド SOLERA（メドトロニックソファモアダネック）	脊椎後方	チタン合金、コバルトクロム合金。	腰椎すべり症、脊柱変形、脊椎外傷。 脊椎の矯正・固定に使用する。	太さ、長さ、ヘッドのタイプ（ポリアキシャル、サジタルアジャスティング）等、種類が多いので、術者に毎回確認すること。またロッドの材質も確認する。
椎体間ケージ CAPSTONE CONTROL（メドトロニックソファモアダネック） CLYDESDALE（メドトロニックソファモアダネック）	椎間板内	PEEK（ポリエーテルエーテルケトン）製、チタンコーティング。	上記固定術の際の椎体間固定。 椎体間の支持性を獲得するため。近年は側方侵入による椎体間固定が増えている。	ケージ内に移植骨を詰めて術者に渡す。移植骨が少ないと骨癒合しないため、ケージ内にはしっかり骨を詰めること。また、移植骨をつくる際、軟部組織をしっかり切除すること。軟部組織が多いと骨癒合の妨げとなるため。
椎体置換ケージ T2 ALTITUDEスパイナルシステム（メドトロニックソファモアダネック）	脊椎前方	チタン合金。	脊椎外傷、腫瘍、高度側弯症。 椎体を切除した部分の前方椎体間の支持性を獲得するため。	高さが可変式であり、椎体掘削後、ケージの高さを上げることで椎体に噛ませて固定する。 頭尾側のエンドキャップは後付けになるが、角度、向きに注意して組み立てる。

人工骨スペーサー ボーンセラムP（オリンパステルモバイオマテリアル）	頚椎後方	ハイドロキシアパタイト。	頚椎症性脊髄症、頚椎後縦靱帯骨化症。 頚椎椎弓形成術の際に、開いた椎弓間に挟む。	骨に固着するために、人工骨内に糸を通しておく。
頚椎前方プレート ZEVOシステム（メドトロニックソファモアダネック）	頚椎前方	チタン合金。	頚椎症性脊髄症、頚椎椎間板ヘルニア。 頚椎前方手術の際に移植したケージや腸骨を固定するために使用する。	スクリューで椎体に固定後、中央の金ネジを回して蓋をすることでバックアウト（スクリューの抜け）を予防できる。
後頭骨プレート Synapseシステム（ジョンソン・エンド・ジョンソン）	頚椎後方	チタン合金。	環軸椎亜脱臼、関節リウマチ。 頭蓋骨と上位頚椎を固定する。	

引用・参考文献

1) 安倍博昭ほか．清潔整形外科手術のSSIリスク．日本骨・関節感染症学会雑誌．29，2015，21-5．
2) 三笠元彦．"人工肩関節置換術"．カラーイラスト 上肢・脊椎手術完全マスター．松井宣夫ほか編．東京，メジカルビュー社，2005，56-62．
3) 西田圭一郎ほか．"人工肘関節置換術"．カラーイラスト 上肢・脊椎手術完全マスター．松井宣夫ほか編．東京，メジカルビュー社，2005，110-8．

第2章

肩〜肘の手術

A 鎖骨骨幹部骨折に対する観血的整復固定術

自治医科大学附属さいたま医療センター整形外科臨床助教　稲田 智

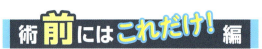

> **どんなオペ？** 鎖骨骨折の転位を整復することで、骨癒合を促し、偽関節や変形治癒に伴う症状を予防する手術

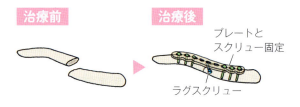

受傷時のX線転位が大きい症例では、保存治療では偽関節となる可能性が高いと考えられる。また、患者が早期の社会復帰を希望する場合は手術治療を行うことが多い。

手術は鎖骨頭側直上で皮切して骨折部を展開し、整復操作（上腕を頭側、後方へ牽引）を行う。整復位がとれたら骨把持鉗子で仮固定して、ラグスクリューで固定、ロッキングプレートを鎖骨の形状に合わせてベンディングして頭側に設置し、ロッキングスクリューでプレート固定する。

スクリューのドリリングを行う際は、鎖骨下にある腕神経叢、鎖骨下動静脈、肺の損傷を避けるため、ドリルの対側皮質骨に筋鉤等を当てて保護しておくことが重要である。

これだけ！データベース

- ☐ 手術時間：1.5時間
- ☐ 出血量 / 輸血の有無：50mL / 輸血 有 **無**（必要としないことが多い）
- ☐ 麻酔方法：全身麻酔
- ☐ 主な体位：ビーチチェアポジション、仰臥位（ヘッドアップ）
- ☐ 主な皮膚切開位置とアプローチ：鎖骨上切開
- ☐ 切開手術
- ☐ インプラント：**有** 無
- ☐ 組立器械：有 **無**

これだけ！手術の知識 必修ポイント！
この手術の 目的・種類

　鎖骨骨折は原則的には保存治療となるが、開放骨折、皮膚を突き破りそうな骨折、神経・血管障害を伴う骨折、同側の肩甲骨頸部骨折を伴う鎖骨骨折（floating shoulder）の場合には観血的整復固定術を必要とする。転位を整復することで、除痛を得るとともに骨癒合を促し、偽関節等の合併症を予防する。また、早期の社会復帰やスポーツ復帰を希望する場合には相対的適応と考える。

　手術方法にはプレート固定と、Kirschner 鋼線（以下、K ワイヤー）やスクリューによる髄内釘がある。本稿ではプレートによる手術方法について述べる。

この手術の 適応疾患＆ステージ分類

　鎖骨骨折の分類には、Robinson 分類、Allman 分類、OTA 分類などがあるが、ここでは Robinson 分類を用いて述べる。基本的には転位の大きい症例が手術適応となる。

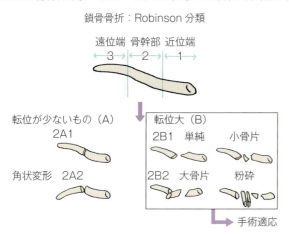

鎖骨骨折の分類と、手術適応

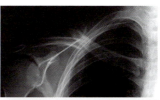
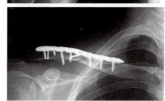

上：術前（鎖骨骨幹部骨折、転位あり）。下：術後（プレート固定）。

この手術によくみられる術中・術後の トラブル・合併症

　鎖骨下には鎖骨下動静脈、腕神経叢が走行しており、そのさらに深部には肺があるため、術中合併症としては、鎖骨下動静脈損傷、腕神経叢損傷、気胸を生じる可能性が考えられる。それぞれに上肢の循環障害、運動知覚障害の有無、呼吸状態の観察が必要となる。また、鎖骨の周囲は軟部組織が少ないため、皮膚の緊張が強くなりやすい部位であり、皮膚のトラブル（感染、損傷）にも注意を要する。

　術後合併症としては、骨折部の偽関節や変形治癒があげられる。症候性の合併症に対しては再手術が検討される。

ポイント解説！ 配置図&手術体位

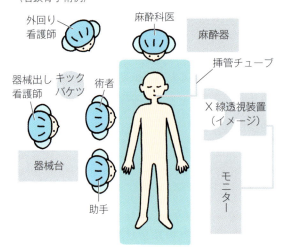

〈右鎖骨手術例〉

配置のポイント

術者は患側の鎖骨頭側に立ち、助手は患肢上腕をコントロールできる位置に立つ。麻酔科医は健側頭側で、気管チューブを健側で固定する。頭部をやや健側に向けるようにすると術中操作の妨げになりにくい。

器械出し看護師は術者と助手の間に立つ。外回り看護師はスペースのある健側、もしくは患側の頭側で作業し、必要な際にはＸ線透視装置（以下、イメージ）をコントロールする。

骨折部を直視するためイメージを用いない場合もあるが、用いる際には健側の肩からＣアームを入れる。モニターはＣアームの隣に設置する。なお、消毒前にしっかりと鎖骨や骨折部が見えるようにベッドや体位を整えておく。

手術体位のポイント

ビーチチェアポジションで行う。頭部を健側に向かせてテープ固定する。気管チューブも麻酔科医に健側で固定してもらう。

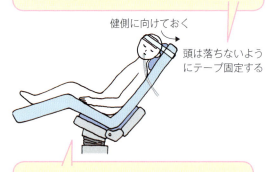

健側に向けておく
頭は落ちないようにテープ固定する

尾側にずれないよう、殿部〜大腿、膝の下に枕を入れ、固定する。ビーチチェアのベッドがない場合は、ヘッドアップして尾側にずれないように枕を入れて固定する（ビーチチェアの場合は枕は入れなくても調整できればよい）。

イメージや整復操作時等、いずれの場合も鎖骨や骨折部がしっかり見えるように体とベッドの位置を固定する。Ｃアームの位置・角度を調整して、動きを確認しておく。

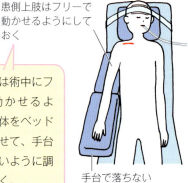

→健側に向ける
患側上肢はフリーで動かせるようにしておく

患側上肢は術中にフリーで動かせるよう、体全体をベッド端まで寄せて、手台で落ちないように調整しておく。

手台で落ちないようにしておく

これだけ！ 術前〜術後の看護 必修ポイント！

術前訪問、セッティング時のポイント

受傷時から術前は、動作時痛の軽減や整復位保持を目的に、クラビクルバンドや三角巾による固定をしていることが多い。鎖骨周囲の神経・血管や腕神経叢の評価には、肘関節、手関節、手指の運動（麻痺の有無）の確認をはじめ、しびれや鎖骨部の皮膚トラブル、鎖骨周囲〜前胸部・肩関節の感覚鈍麻、循環障害の有無を確認する。

肩関節の可動域は、受傷早期は疼痛のため確認困難な場合が多い。骨折部転位の増大を引き起こし、体表への突出や開放骨折を惹起する可能性もあるため、無理な可動域の確認はしないようにする。

⚠ 術後の注意点

神経障害（上肢の運動・しびれ評価）、循環障害（上肢の血流評価）、血胸・気胸（呼吸困難の有無）、SpO_2 をチェックする。疑わしければ医師に報告し、胸部X線で評価する。

整形外科医の マイ ルーティーン ✨

術前計画時の作図や患者の評価、手術の準備や手順を確認する。3DCT像を思い浮かべ、整復しやすい方法等をシミュレーションする。また、体調を整え、眼鏡が落ちないようにテープで固定して手術に臨むようにしている。

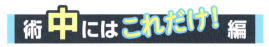

ざっくり！手術のタイムライン！

時間経過	00:05	00:07
場面	①消毒	②皮切
術者の操作	鎖骨を触診とイメージで確認し、マーキングする。鎖骨を中心に、患側の頚部と上肢全体を消毒する。上肢を持つと整復操作をしやすいため、上肢全体を消毒する。整復位が保持できるなら消毒は鎖骨部とその周囲のみとし、テープ付きの覆布を用いてもよい。皮切部にボスミン®入り局所麻酔薬を皮下注射する。	鎖骨頭側直上に骨長軸方向へ皮切する。皮下軟部組織を展開、鎖骨へ到達する。この際、鎖骨上神経が同定されれば、これを愛護的に避けておく。
使用する器具	イメージ、マーカー（皮膚ペン）、消毒鉗子、滅菌タオル、ストッキネット、覆布（U字、テープ付き）、覆布テープ、覆布鉗子、ボスミン®入り局所麻酔薬。	円刃（No.15）、ペアン、筋鉤、ベッセルテープ、バイポーラ、有鉤鑷子。
器械出し ここで準備しておこう！	マーカー（皮膚ペン）、消毒鉗子、滅菌タオル、ストッキネット、覆布（U字、テープ付き）、覆布テープ、覆布鉗子、ボスミン®入り局所麻酔薬、円刃（No.15）、ペアン、筋鉤、ベッセルテープ、バイポーラ、有鉤鑷子。	ラスパトリウム、エレバトリウム、尖刃（No.11）、バイポーラ、有鉤鑷子。
器械出し アクション＆確認事項	出血予防のため、ボスミン®入り局所麻酔薬を用いることが多いので準備しておく。	鎖骨に到達したら筋鉤とラスパトリウムをすぐに使えるように準備する。
外回り看護	ボスミン®入り局所麻酔薬を用いるか確認しておく。電気メス等のコードをつなぎ、使用できるか術者に確認を促す。	患者のバイタルサインに変動がないか確認する。

00:15	00:45
③骨折部の展開	④整復・仮固定
鎖骨のプレート設置部の軟部組織を骨膜上で剥離する。良好な骨癒合を得るため、骨膜は骨片から剥離せず、可能な限り温存して進める。適宜止血し、骨折部に血腫が多く整復の阻害となっていれば洗浄、除去する。	術者は近位・遠位骨片を骨把持鉗子で把持し、骨折部を確認しながら、助手に患側上腕を動かしてもらい（主に頭側、後方へ牽引）、骨軸・角度・回旋を合わせて整復する。整復位にできたら骨把持鉗子もしくはKワイヤーで仮固定する。
ラスパトリウム、エレバトリウム、尖刃（No.11）、バイポーラ、有鉤鑷子。	骨把持鉗子。
骨把持鉗子。	骨把持鉗子、パワーツール、スクリュースリーブ、筋鉤（レトラクター）、デプスゲージ、コーティカルスクリュー、ドライバー。
骨膜上で剥離できたら骨把持鉗子を用いるが、どの種類の骨把持鉗子を使用するか事前に確認しておく。	骨把持鉗子で整復の際、Kワイヤーでの仮固定も行う場合があるので、術者が必要であればパワーツールやKワイヤーをすぐに出せるようにしておく。用いるKワイヤーは事前に確認しておく。
洗浄する場合には事前に出血量を計測しておく。	整復操作の際に体幹や頭部がずれることがあるため注意する。

00:50	01:05
⑤ラグスクリューの刺入 🔍	⑥プレート設置・ベンディング 🔍
コーティカルクリューをラグスクリューとして、骨片同士を固定する。スクリューのドリリングを行う際は鎖骨下動静脈、腕神経叢、肺を損傷しないよう、筋鉤やレトラクターを対側皮質骨に当て保護しておく。適宜イメージで方向や骨片を確認しながら、ラグスクリューで固定する。	プレートは近位骨片と遠位骨片に、それぞれ3本ずつスクリューが刺入可能な長さのものを選ぶ。鎖骨の形状に合わせてプレートをベンディングし、設置する。設置したプレートごとに、プレートがずれないように鎖骨を骨把持鉗子で把持し、仮固定する。
骨把持鉗子、パワーツール、スクリュースリーブ、筋鉤（レトラクター）、デプスゲージ、コーティカルスクリュー、ドライバー。	プレート、ベンダー、骨把持鉗子。
プレート、ベンダー、骨把持鉗子。	ドリルガイド、パワーツール、筋鉤（レトラクター）、デプスゲージ、ロッキングスクリュー、ドライバー。
パワーツールを用いるので、コード付きの場合は不潔にならないように固定する。また、しっかり動くか、ぶれが強くないか、右回転となっているか確認する。コーティカルスクリュー用のドライバーを渡す。	プレートの大きさを確認する。必要ならベンダーを準備する。
パワーツールのコードがある場合は引っかからないよう調整しておく。バッテリーの場合は予備も準備する。ドリリングの際、患者の呼吸状態に変動がないか確認する。	指定された大きさのインプラントを確認し、清潔野に出す。

01:20	01:30
⑦ロッキングスクリューの刺入・プレート固定 🔍	⑧洗浄・閉創
鎖骨のドリリングで両側の皮質骨を貫き、デプスゲージで長さを計測し、スクリュー長を決定する。ここでもドリリングの際には、鎖骨下動静脈、腕神経叢、肺を損傷しないように筋鉤やレトラクターを対側皮質骨に当て保護しておく。長さを決定したスクリューを刺入し、プレートを固定する。計画したスクリューホールに対してこの手技を繰り返す。	イメージでプレート設置位置とスクリューの方向や長さを確認し、設置位置のずれやスクリューの大きな突出がないか確認する。創内部を洗浄し、止血を確認。場合によっては創内部を生食で満たして気泡が出てこないか気胸の確認をする。筋膜、皮下組織を縫合してプレートをしっかり覆い隠し、皮下縫合して閉創する。術後の鎮痛を目的に、閉創の際にボスミン®入り局所麻酔薬を浸潤させる。表層は被覆材で保護する。
ドリルガイド、パワーツール、筋鉤（レトラクター）、デプスゲージ、ロッキングスクリュー、ドライバー。	バイポーラ、生理食塩水、吸引、膿盆（水受け）、縫合糸、持針器、有鉤鑷子、クーパー（糸切）。
バイポーラ、生理食塩水、吸引、膿盆（水受け）、縫合糸、持針器、有鉤鑷子、クーパー（糸切）。	ボスミン®入り局所麻酔薬、被覆材。
繰り返しの作業になり器械の入れ替えが激しいため、落としたり不潔にならないように注意する。	針の扱いに注意する。洗浄にイソジン®を用いる際には、少量の生理食塩水を別の容器に移しておくと、閉創後に濡れガーゼで周囲を拭くのに有用である。
スクリューの長さ等、出すインプラントに間違いがないか確認する。スクリュー固定、ドリリングの際に患者の呼吸状態を確認する。また、出血量の増加がないか確認する。	ガーゼカウント。呼吸状態の確認。

これだけ！準備器械・物品（セット中心）

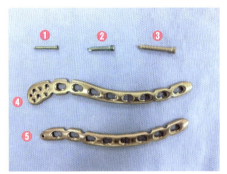

★インプラント
❶ロッキングスクリュー（遠位）　❷ロッキングスクリュー（シャフト）　❸コーティカルスクリュー　❹遠位端エクステンション付きクラビクルプレート　❺LCP superior クラビクルプレート

骨折部をまたいで、それぞれの骨片にロッキングスクリューを3本ずつ刺入するのが望ましいため、それぞれに合わせた長さのプレートを用いる。骨折線が遠位に近い場合は遠位設置も可能なプレートを用いる場合がある。各プレートとスクリューのサイズが準備されているか確認する。

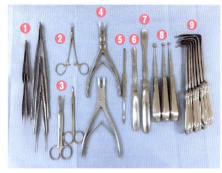

★基本器械
❶鑷子（無鉤、有鉤）　❷ペアン　❸剪刀　❹リウエル　❺エレバラスパ　❻エレバトリウム　❼ラスパトリウム　❽鋭匙　❾筋鉤

器械が準備されているか、滅菌されているか確認する。

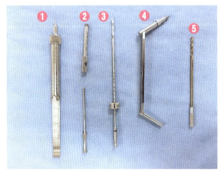

★借用器械①
❶デプスゲージ　❷ドリルガイド（プレート取り付け用）　❸ドリル先　❹ドリルガイド（コーティカルスクリューのドリリング用）　❺コーティカルスクリュー用ドリル先

器械業者からの貸し出しのため、器械が届いているか、滅菌されているか確認する。

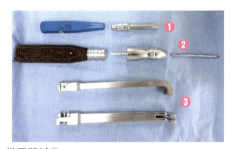

★借用器械②
❶トルクリミテーションドライバー　❷ハンドルクイック型ドライバー　❸ベンダー（2つで1セット）

器械業者からの貸し出しのため、器械が届いているか、滅菌されているか確認する。

★ほかの手術方法

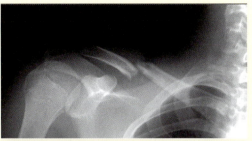
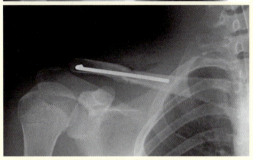

Kワイヤー固定は手術侵襲が非常に小さく、術後の瘢痕も小さい。抜釘も容易である。欠点として、Kワイヤーの逸脱や迷入、それに伴う皮膚トラブルが生じる可能性がある。また、経皮的な整復が困難な場合にはX線被曝時間が長くなったり、整復操作に伴う軟部損傷が大きくなる可能性もある。回旋固定性が弱く、外固定や挙上制限を行う必要がある。

上：術前（鎖骨骨幹部骨折、転位あり）
下：術後（Kワイヤー固定）

★サイズ選択基準
術前の骨折評価や、患者との手術方法の相談によってサイズを決める。

フォーカス！ 4操作の術野

④整復・仮固定

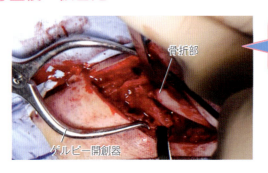

骨折部
ゲルピー開創器

> 整復位がとれたら速やかに仮固定し安定化させる！

骨折部の展開が終了した後、骨折部の整復〜プレート固定までが重要である。良好な整復位を得るのに手間や時間がかかることが多いので、整復位がとれたら助手と協力してすぐに固定して転位しないようにする。最終的に"この整復位"となるように固定していく。

器械出し＋外回り看護師のワザ

整復位がとれたら、骨把持鉗子もしくはKワイヤーをすぐに渡せるように準備しておく。Kワイヤーの場合はサイズを事前に聞いておくとスムーズである。

この操作にフォーカス！

骨把持鉗子

↓

骨折部で挟み仮固定

整後操作を行い鉗子やKワイヤーで仮固定する。

⑤ラグスクリューの刺入

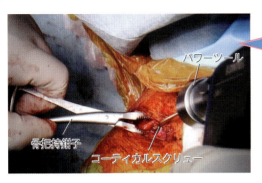

仮固定された骨片同士を、ラグスクリューで圧着固定！

この操作にフォーカス！
圧着固定
コーティカルスクリューをラグスクリューとして刺入。プレートを置く位置に注意して刺入する

　Kワイヤーや骨把持鉗子での固定はあくまで仮なので、速やかにラグスクリューの刺入に移る。ドリルガイド、パワーツール、保護用の筋鉤（レトラクター）、デプスゲージ、サイズの合ったコーティカルスクリュー、ドライバーを使用する。

器械出し＋外回り看護師の ワザ

　外回り看護師はドリリングの際の患者の呼吸状態に注意する。スクリューを出す際はサイズを確認する。

🔍⑥プレート設置・ベンディング

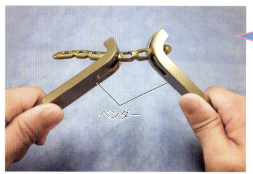
ベンダー

ベンダーを使ってプレートを鎖骨の形状に合わせてベンディング（曲げ加工）する。

> 鎖骨の形状に合わせてプレートを設置！

　ラグスクリューが刺入されたら、プレート固定に移る。使用予定のインプラントのテンプレートを用いてサイズを決定する。遠位・近位に3穴ずつ入るものを用意し、インプラントを当てて鎖骨の形状に合わせ、必要に応じてベンディングする。

器械出し＋外回り看護師のワザ

　ベンディングの際には力を要するため、落としたり吹き飛ばしたりしないように術者に注意を促す。

🔍この操作にフォーカス！

鎖骨の形状に合わせるようベンディングする

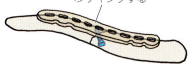

骨からなるべく突出しないようにプレート設置する。

⑦ロッキングスクリューの刺入・プレート固定

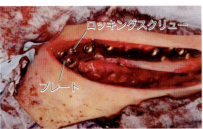

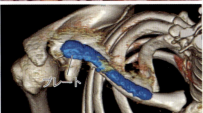

> プレートをスクリュー固定。ドリリングの際は対側皮質骨の先にある組織をしっかり保護！

プレートを合わせたらスクリューでの固定に移る。繰り返しの作業（ドリリング→デプスゲージで測定→スクリューのサイズを決定し、ドライバーで刺入）となる。

器械出し＋外回り看護師の ワザ

使う機会が多い器械は渡しやすいところに置いておく。

この操作にフォーカス！

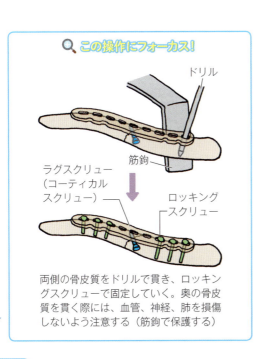

両側の骨皮質をドリルで貫き、ロッキングスクリューで固定していく。奥の骨皮質を貫く際には、血管、神経、肺を損傷しないよう注意する（筋鉤で保護する）

引用・参考文献

1) Khan, LA. et al. Fracture of the clavicle. J Bone Joint Surg Am. 91（2）, 2009, 447-60.
2) Robinson, CM. et al. Open reduction and plate fixation versus nonoperative treatment for displaced midshaft clavicular fracture：a multicenter, randomized, controlled trial. J Bone Joint Surg Am. 95（17）, 2013, 1576-84.
3) Lazarides, S. et al. Conservative treatment of fractures at the middle third of the clavicle：the relevance of shortening and clinical outcome. J Shoulder Elbow Surg. 15（2）, 2006, 191-4.

B 肩関節鏡手術（腱板修復術、バンカート修復術）

自治医科大学整形外科助教　飯島裕生

術前にはこれだけ！編

どんなオペ？
鏡視下腱板修復術…症候性腱板断裂に対して、鏡視下に肩関節内で腱板を縫合して修復する手術
鏡視下バンカート修復術…反復性肩関節脱臼に対して、鏡視下に関節唇、関節包靱帯複合体を修復する。肩関節を安定させて再脱臼を防ぐ手術

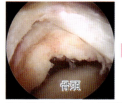 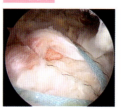

棘上筋を中心とした断裂部をアンカーを用いて修復した鏡視写真。左：腱板断裂修復前、右：腱板断裂修復後。

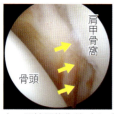 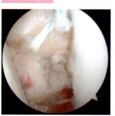

左：関節唇修復前（⇨：損傷した関節唇）、右：関節唇修復後。

■ 鏡視下腱板修復術

腱板は棘上筋、棘下筋、肩甲下筋、小円筋の4つから構成される。断裂は主に棘上筋、棘下筋に起こる。肩甲下筋の断裂もみられるが、肩甲下筋の修復は難易度が上がる。また、腱板の断裂が大きいと修復に多くの糸を用いるため、難しい手術となり、時間を要する。

■ 鏡視下バンカート修復術

肩甲骨窩前方で剝がれた関節唇を、さらに関節窩から十分に剝離した後に、関節腔全体のボリュームが少なくなるように緊張をかけて関節唇を肩甲骨窩に縫合する。

これだけ！ データベース

- 手術時間：鏡視下腱板修復術　2〜3時間（断裂のサイズによる）
  鏡視下バンカート修復術　2時間
- 出血量/輸血の有無：極少量/輸血 有 **無**　基本的に輸血が必要となることはない
- 麻酔方法：全身麻酔＋斜角筋ブロック（術後の疼痛緩和目的）
- 主な体位：ビーチチェアポジション（側臥位で行う施設もある）
- 主な皮膚切開位置とアプローチ：鏡視下腱板修復術…前方、前外側、後外側、後方、上方5カ所に5mmの皮切
  鏡視下バンカート修復術…前方、前外側、後方3カ所に5mmの皮切
- 切開手術
- インプラント：有 **無**
- 組立器械：有 **無**

これだけ！ 手術の知識 必修ポイント！

この手術の 目的・種類

■ 鏡視下腱板修復術

腱板を修復することで骨頭の求心位を改善させ、腱板の力がスムーズに骨頭に伝わることで肩関節の動きが良くなる。インピンジメント症状（運動時の引っかかりや痛み）、筋力低下等の症状の改善が見込まれる。

■ 鏡視下バンカート修復術

反復性肩関節脱臼ではバンカート損傷（関節唇、下関節上腕靱帯の関節窩からの剝離損傷）が起こる。手術では、バンカート損傷を修復することで下関節上腕靱帯を引き上げて関節内の容量を減らし、肩関節の安定化を図る。

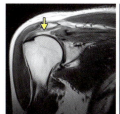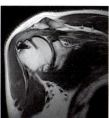

左：術前MRI（⇨：腱板断裂部）、右：術後MRI。

この手術の 適応疾患&ステージ分類

■ 鏡視下腱板修復術

腱板断裂の手術適応の決定は難しい。症候性腱板断裂と無症候性腱板断裂が存在し、症候性腱板断裂もその多くが保存的治療で改善がみられる。基本的に、症候性腱板断裂のなかで保存的治

療により改善が得られなかったものが手術適応となる。
　腱板断裂による症状として、インピンジメント症状、筋力低下があげられる。特に肩甲下筋の断裂では、骨頭が求心位をとれなくなり、手術適応となるケースが多い。

■ 鏡視下バンカート修復術

　手術適応は反復性肩関節脱臼となる。特にバンカート損傷に肩甲骨窩骨折を伴う骨性バンカートでは、不安定性が強くなる。基本的には保存的治療を行うが、脱臼を繰り返すことで将来的に変形性関節症を引き起こす可能性があり、手術による修復が勧められる。また、コンタクト・コリジョンスポーツ（身体の接触が多くはげしいスポーツ）では脱臼率が高く、手術となることが多い。

この手術によくみられる術中・術後のトラブル・合併症

■ 感染

　頻度は少ないが感染を起こす可能性がある。感染は腋窩部に多いアクネ菌による報告が多い[1]。術前日の入浴、手術室での十分な清潔操作を心がける。

■ 神経損傷

　手術時の上肢の牽引等で術後にしびれを生じたり、脱力感を生じることがある。神経症状は一時的なもので、ほとんどが自然軽快する。

■ 術後血腫

　術中は灌流圧の影響で出血がみられなくても、術後に血腫を生じることがあるため、注意が必要となる。

ポイント解説! 配置図&手術体位

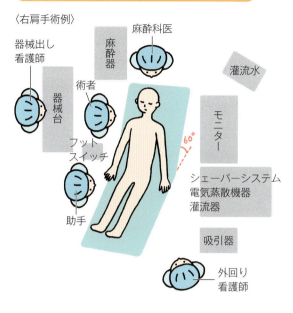

〈右肩手術例〉

配置のポイント

　関節鏡の手術はカメラ、光源、シェーバーシステム、電気蒸散機器のケーブル、吸引器等、煩雑になりやすいので注意したい。手術台にビーチチェアを使用する場合は、体がずり落ちてこないように膝下に枕を入れ、その枕を側板でしっかり押さえる。

　器械台は術者の背中側になることが多いので、器具の受け渡しの際は落下しないよう、また不潔にならないように注意する。関節鏡の手術では床に水が溜まるため、水受け付きの覆布を利用するとよい。

手術体位のポイント

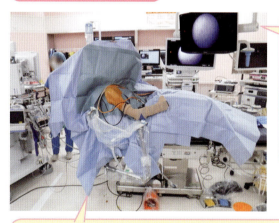

手術はビーチチェアポジションで行う。約60°体を起こす。側臥位で上肢を牽引して手術を行う施設もある。ビーチチェアポジションは手術操作における解剖学的な位置が理解しやすい利点があるが、坐位に近くなるため脳の灌流圧低下による脳循環障害の懸念がある。

覆布は大きな水受け付きのものを使用することで床に水が漏れることを防いでいる。モニターの高さや位置は術者の好みにより調整する。

第2章　肩〜肘の手術

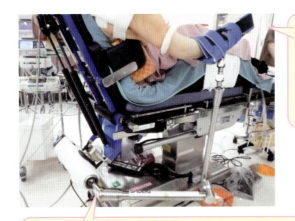

術中に腕を牽引することもあり、体幹は側板でしっかりと固定する。股関節、膝関節を曲げて、膝下に枕を入れる。体全体が尾側へずれてこないように、膝下の枕は側板で固定する。

術中は上肢保持器（T-MAX、スパイダー2）を使用することで自由な位置で上肢を保持することが可能であり、安全かつ助手の負担を減らして手術を行うことができる。

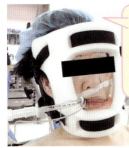

ビーチチェアポジションでの頭部の固定。頭部がずれないように専用の固定スポンジを使用。

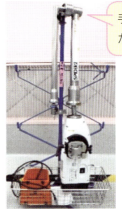

手術台から外した上肢保持器。

これだけ！術前〜術後の看護 必修ポイント！

術前訪問、セッティング時のポイント

　術前の評価として、両側の肩関節の可動域（可能であれば前方屈曲、下垂外旋、結帯）、上肢のしびれ、麻痺、むくみ、皮膚トラブルの有無をチェックする。また、ビーチチェアポジションでの手術では坐位様姿勢の保持となるため、腰痛や股関節痛の有無も確認しておく。

　腱板修復術およびバンカート修復術では、術後に肩の外転装具を使用する。装具は手術室で麻酔が覚める前に装着するため、装具の準備に関しても確認しておく。

　麻酔は全身麻酔で行うが、術後の疼痛緩和のため、斜角筋ブロックや腋窩ブロック等、伝達麻酔を併用することがある。薬剤の種類や量にもよるが、ブロックを行うと術後8〜12時間は患側上肢にしびれや運動麻痺が生じる。できる限り、術前に麻酔法も確認しておく。患者にも説明しておくと、術後も安心してもらえる。

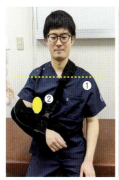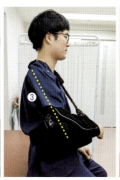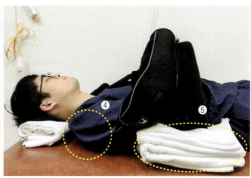

①肩は左右同じ高さにする。
②腋を開いて肩は外転する。
③肩は軽度屈曲位とする。
④肩はベッドから浮きすぎないようにする。
⑤肘の下にタオルを入れて肘を上げる。

肩外転装具の装着姿勢（撮影協力：筆者施設スタッフ）

⚠️ 術後の注意点

　術中に灌流液が関節外に漏れるので、術後は肩周囲が非常に腫れる。肘の下にタオル等を入れての挙上やクーリングによる腫脹予防は、疼痛緩和のためにも大切である。

　術後は肩の外転装具を使用する。臥位の姿勢で外転装具が適切な位置に装着されているか、肘内側の尺骨神経を圧迫していないかを観察する。特に、術後は伝達麻酔で患側上肢は麻痺しており、患者自身で動きがとれないため上肢の位置を確認する。

　肩や肘等の上肢の手術でも、離床が遅いと深部静脈血栓症の危険性が高まる。術後はできる限り早めに離床を促す。肩は臥位の姿勢でいるよりも坐位、立位のほうが自然肢位となり、疼痛は楽になる。

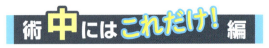

ざっくり！手術のタイムライン！ 〜鏡視下腱板修復術〜

時間経過	00:10	00:20	00:45	01:00
場面	①肩甲上腕関節の観察🔍（後方ポータルから前方のポータル作成）	②肩峰下腔の観察（前外側、後外側ポータルの作成）	③肩峰下除圧術🔍（後外側ポータルからの観察）	④腱板断裂部の観察（腱板修復のための視野確保、下準備）
術者の操作	肩後方からメスで皮膚、関節包を切離し、外套管を入れてから関節鏡を挿入。関節内を観察した後に前方ポータルを作成する。	肩後方から肩峰下腔へ関節鏡を挿入。肩峰下滑液包をシェーバーで掃除。視野を確保する。その後、前外側、後外側ポータルを作成する。	後外側ポータルから鏡視を行う。肩峰下の骨棘をアブレーダーで切除する。	腱板断裂部の視野を確保する。修復腱板が鉗子で十分に引き出せるように周囲から剥離する。ここで修復のために使用するアンカーの数を決める。
使用する器具	メス（尖刃）、外套管、関節鏡（30°斜視鏡）、鈍棒、シェーバー。	シェーバー、電気蒸散機器、メス。	シェーバー、アブレーダー、電気蒸散機器。	シェーバー、電気蒸散機器、グラスパー鉗子。
器械出し ここで準備しておこう！	シェーバー、電気蒸散機器。	アブレーダー。	グラスパー鉗子。	内側列アンカー、メス、オウル（アンカー用）、ハンマー。
器械出し アクション&確認事項	シェーバー等の電気機器の作動を確認する。	肩峰下除圧術でアブレーダーを使用するので準備する。	肩峰下除圧術が終了すれば、内側列アンカー挿入、断裂腱板への糸装着と、手術のキモになる。	ここでは腱板を十分に引き出すための操作を行う。シェーバー、電気蒸散機器、グラスパー鉗子を用いる。
外回り看護	シェーバー等の電気機器の設定、フットスイッチが術者の足元に準備されているか確認。	灌流ポンプがうまく回っているか、灌流圧は適切に設定されているか確認（通常は40mmHg）。	灌流液の残量をチェックする。少なくなっていればすぐに交換できるように準備する。	水受け付きの覆布を使用する。床に水が漏れていないかもチェック。

01:15	01:30	01:50	02:00
⑤内側列アンカー挿入 🔍	⑥腱板への縫合糸の装着 🔍	⑦外側列アンカー挿入 🔍（suture bridging technique での修復）	⑧閉創
アンカーを挿入する大結節部表面を薄く削り、腱板修復後の生着を促す。アンカー挿入用のポータルを作成する。	アンカー糸をグラスパー鉗子で腱板を牽引して、緊張をかけながら装着していく（通していく）。	腱板にかけたアンカー糸を外側列アンカーに通して、骨に打ち込む。	関節内から腱板の修復状態を確認。ポータル孔を3-0ナイロン糸で閉創。
電気蒸散機器、アンカー、メス、オウル、ハンマー、スーチャーレトリバー。	電気蒸散機器、スーチャーシャトル（縫合糸パサー）、スーチャーレトリバー。	シェーバー、電気蒸散機器、アンカー、オウル、ハンマー、カニューレ、スーチャーレトリバー。	3-0ナイロン糸、ヘガール持針器、ガーゼ。
スーチャーシャトル（縫合糸パサー）。	外側列アンカー、メス、オウル（アンカー用）、ハンマー。	閉創の準備。	創部ドレッシング材の用意。
アンカーは径や種類がいくつかあるため、使用するものを間違えないように注意する。	腱板へ縫合糸を装着する際はスーチャーシャトルを頻用する。スーチャーシャトルは中にナイロン糸を通す。	外側列アンカー挿入がスムーズにいくように、カニューレ、オウル、アンカー、ハンマーを迅速に出す。	器具、器械に破損がないかをチェックする。
出血時は灌流液の圧を10mmHgほど上げることがある。すぐに対応できるように準備する。	灌流液の圧は出血が収まれば元に戻す。外側列アンカーがすぐに出せるように準備する。	外側列アンカー挿入時はトラブルも多く、灌流液が操作の途中でなくなることがないように注意する。	術直後、すぐに肩の外転装具を装着できるように準備しておく。

第2章　肩〜肘の手術

これだけ！準備器械・物品（セット中心）

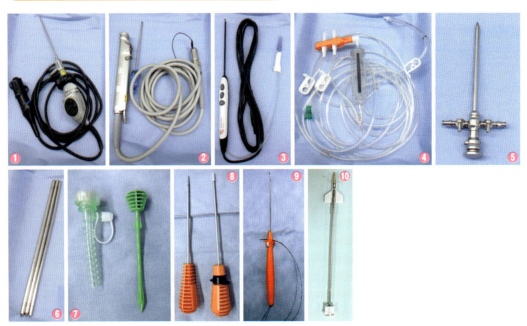

★準備器械

❶関節鏡セット（4.0mm鏡視管）　❷電動シェーバー　❸電気蒸散機器　❹イリゲーションチューブ　❺外套管　❻鈍棒（スイッチングロッド）　❼カニューレ　❽オウル、内側列アンカー　❾スーチャーシャトル（縫合糸パサー）　❿外側列アンカー

関節鏡（カメラ）：肩の関節鏡のカメラは、膝関節と同じ4mmサイズを用いている。基本的には30°斜視鏡を用いる。

電動シェーバー：吸引器を接続して使用し、軟部組織を吸引して、シェービング（除去）する。アブレーダーを取り付けることで骨棘の切除が行える。シェーバー、アブレーダーは術者側を向くように取り付ける。

内側列アンカー、外側列アンカー：腱板修復術では主にsuture bridging techniqueが用いられ、内側列と外側列のアンカーを使用する。アンカーは多数のメーカーから出ており、それぞれ形状が多少異なる。内側列アンカーはネジに糸が付いている。ネジの径や付いている糸の本数は選択できるので、術者が使用するものを確認してから出す。外側列アンカーは内側列アンカーの糸を先端に通して、骨に固定する仕組みとなっている。

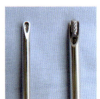

左：シェーバー、右：アブレーダー。

フォーカス！ 5操作の術野

①肩甲上腕関節の観察

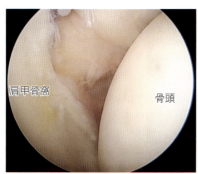

後方鏡視（右肩）

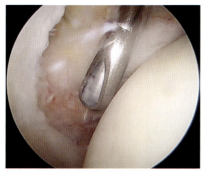

前方からのシェーバー操作

> まずは後方ポータルを作成し、肩甲上腕関節内を観察する（後方鏡視）。

後方鏡視で関節内から損傷部位を観察していく。上腕骨頭、肩甲骨窩、関節唇、上腕二頭筋長頭腱、肩甲下筋、棘上筋と棘下筋の大結節付着部、関節包等の評価を行い、手術プランを立てる。

腱板修復術では、腱板（棘上筋、棘下筋、肩甲下筋）の状態に注意し、反復性肩関節脱臼では関節唇、Hill-Sachs病変（脱臼により生じる上腕骨頭後外側の骨軟骨欠損）の状態を関節内から観察する。

器械出し＋外回り看護師のワザ

後方ポータル作成の皮切前に、関節内に生理食塩水（もしくは灌流液）約20mLを注射する。注射後は尖刃（できれば柄の長いもの）→鈍棒→外套管→カメラとスムーズに準備する。

この操作にフォーカス！

（図：シェーバー、肩甲下筋、肩甲骨関節窩、上腕骨頭、関節唇、関節上腕靱帯）

🔍 ③肩峰下除圧術

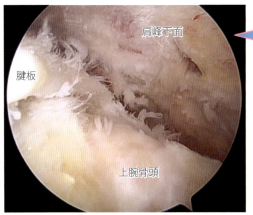

肩峰下腔（後方鏡視）

> インピンジメント症状の予防と視野の確保のために肩峰下の骨を削る。

　関節内の鏡視から肩峰下腔の鏡視に移り、まずは肩峰下の除圧術を行う。カメラは後外側鏡視とする。肩峰下腔の滑液包をシェーバーで掃除し、肩峰下面の骨を電気蒸散機器で露出させる。その後にアブレーダーで骨を削る。

　骨の突出や変形は患者により異なるため、術前にある程度削る骨の量は決めている。

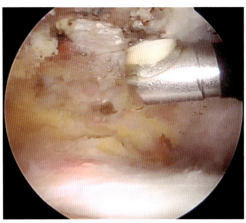

電気蒸散機器で肩峰下面の骨を露出させる

器械出し看護師の ワザ

　この場面は腱板修復を行う前の下準備に含まれる。電気蒸散機器、シェーバー、アブレーダーを使用するため、準備しておく。特にシェーバーとアブレーダーの交換、取り付けがスムーズに行えるようにする。

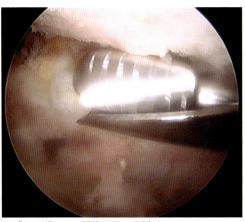

アブレーダーでの肩峰下面の骨削り

🔍 この操作にフォーカス！

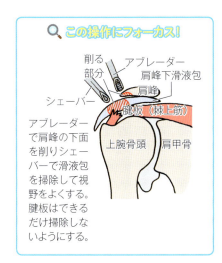

アブレーダーで肩峰の下面を削りシェーバーで滑液包を掃除して視野をよくする。腱板はできるだけ掃除しないようにする。

⑤内側列アンカー挿入、⑥腱板への縫合糸の装着

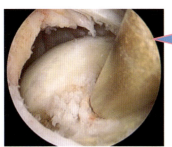
オウルでの骨孔作成

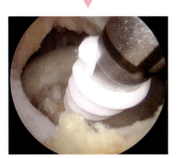
アンカーの挿入

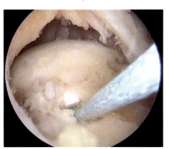
アンカーについた糸

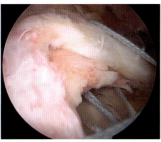
アンカー糸の腱板断裂部への装着

> ここが腱板修復術の最も重要なところになる！

　アンカー挿入や腱板への縫合糸の装着により、腱板修復の仕上がりが決まるため、ここが特に手術のキモとなる。まずは腱板断裂の大きさによって、使用するアンカーの数を決める。オウルで上腕骨頭に孔を開けて、そこにアンカーを挿入する。骨が弱くアンカーの効きが不良の場合は、径の太いアンカーに変更することもある。
　アンカー挿入後は、アンカーについた糸を断裂した腱板にかけていく。この際に縫合糸パサーを利用する。

器械出し＋外回り看護師の ワザ

　腱板への糸かけは、グラスパー鉗子で腱板を引いてテンションをかけた状態で行う。ここでは、グラスパー鉗子、縫合糸パサー、スーチャーレトリバーを順次使用する。糸かけは多いときは10回以上行うため、時間短縮のためにも器械出しはスムーズに行う。

この操作にフォーカス！
上腕骨頭にアンカーを挿入

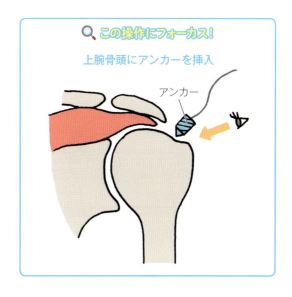

🔍 ⑦外側列アンカー挿入（suture bridging technique での修復）

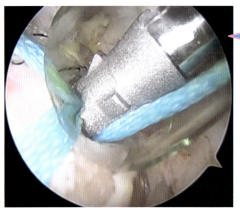

外側列アンカー挿入

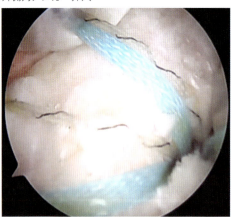

腱板修復後

> 腱板修復の仕上げとなる。

腱板に通した糸を上腕骨頭の外側に緊張をかけて固定する。この操作で腱板断裂で生じた腱板の穴が閉じられる。ここでは外側列アンカーを使用する。外側列アンカーが決まると suture bridging technique による腱板修復の完成となる。

器械出し＋外回り看護師の ワザ

内側列アンカーは腱板にかける糸がついており、外側列アンカーは糸を固定するもので糸はついていない。suture bridging technique はよく使われる手技であり、その仕組みを覚えておく。外側列アンカーを打つ際にはカニューレを使用する。

🔍 この操作にフォーカス！

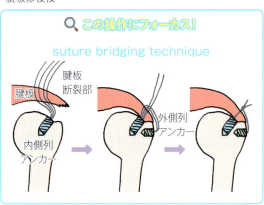

suture bridging technique

引用・参考文献
1) Clark, JJC. et al. Preventing infection in shoulder surgery. J Shoulder Elbow Surg. 27 (7), 2018, 1333-41.

C 人工肩関節置換術・人工骨頭置換術

とちぎメディカルセンターしもつが整形外科主任医長　笹沼秀幸

術前にはこれだけ！編

どんなオペ？　上腕骨頭や関節窩が破壊・変形されたとき、もしくは腱板機能が著しく低下したときにインプラントで関節を置換する手術

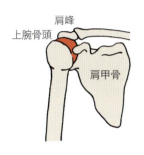

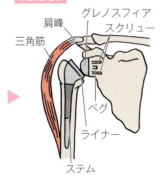

肩関節を構成する関節窩（以下、グレノイド）と上腕骨頭を、金属や人工物で置換する手術である。人工肩関節置換術（TSA）には大きく分けて、解剖学的 TSA とリバースタイプの TSA（以下、RSA）の2つがある。

TSA では上腕骨頭とグレノイドを置換する。上腕骨側のインプラントだけを置換するのが人工骨頭置換術となる。RSA は上腕骨側をソケットタイプのステムで置換し、グレノイド側を半球型のグレノスフィアで置換する。グレノスフィアは半拘束型の人工関節で、肩の挙上動作を腱板に頼らず、三角筋だけで行うことができる。RSA は日本では 2014 年に認可され、手術件数が増加している。そのため、本稿では RSA を中心に話を進める。手術手技は狭いスペースで良好な術野を展開することが必要となり、術者は経験とコツを要する。

これだけ！データベース

- ☐ 手術時間：TSA／RSA ともに 2 時間。人工骨頭置換術であればグレノイドを展開する必要がないため、手術時間は 1 時間である。
- ☐ 出血量／輸血の有無：150 mL 以下／輸血 有 **無**。ただし、上腕骨近位端粉砕骨折、骨折続発症、人工関節再置換術では出血量が増加することも予想されるため、輸血する可能性もある。
- ☐ 主な体位：ビーチチェアポジション
- ☐ 切開手術
- ☐ 組立器械：**有** 無

これだけ！手術の知識 必修ポイント！

この手術の**目的・種類**

肩関節痛を取り除くことと、可動域改善が目的である。

この手術の**適応疾患&ステージ分類**

■ TSA の適応

- 変形性肩関節症：肩甲上腕関節だけの変形・破壊で、回旋筋腱板が機能しているもの。

■ RSA の適応[1]

- 腱板断裂症性肩関節症（濱田 X 線分類[2] Grade4、5）、腱板広範囲断裂（濱田 X 線分類[2] Grade2、3）：保存治療に抵抗する肩痛と、自動挙上ができない偽性麻痺肩（前方挙上 90°以下）を有するものであり、原則的に 70 歳以上が適応。

治療前後の画像

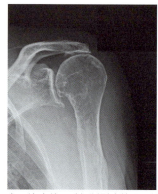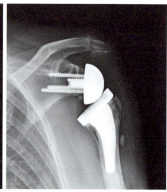

左：治療前。腱板断裂症性肩関節症、右：治療後。リバース型人工肩関節挿入。

- 腱板機能の回復が期待できない高齢者の上腕骨近位端粉砕骨折
- 骨折の変形治癒等、骨折後遺症
- 腱板機能が障害されたリウマチ肩
- TSA 後の再置換術
- 化膿性肩関節炎後の関節症：グレノイドの骨欠損が大きい一次性変形性肩関節症（Walch 分類[3]の type B2 における正規グレノイド面に対する後傾角が 30°以上、または後方亜脱臼率が 80％以上の場合）。
- 上腕骨近位端周辺に発生した悪性腫瘍

■ 人工骨頭置換術の適応

- 上腕骨近位端粉砕骨折（活動性の高い患者）
- 上腕骨頭骨壊死症

この手術によくみられる術中・術後の**トラブル・合併症**

RSA における合併症の発生率は 15％程度と報告されており、解剖学的 TSA より高いと報告

されている[4、5]。

- 術中骨折：グレノイド骨折や上腕骨骨折が生じることがある。いずれも不十分な展開や整復操作が原因である。骨が脆弱な症例では注意が必要である。
- 術後脱臼：肩甲下筋を切離し、前方脱臼させて手術を行うことが多いため、術後に前方脱臼が生じることがある。
- 術後感染：RSAでは感染率が上昇する（1〜15％）と報告されている[5]。起炎菌としては *Propionibacterium acnes*（腋臭の菌）の検出率が高い。
- 神経障害：RSA中の神経の牽引や上肢長延長が原因といわれている[6]。

ポイント解説！ 配置図&手術体位

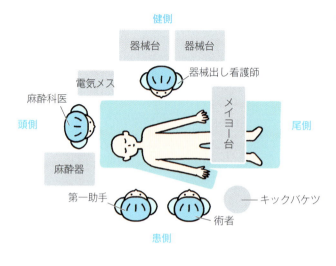

配置のポイント

器械出し看護師と器械台一式を健側に配置することがポイントである。そうすれば、術者は常に術野から目を離すことがなく、看護師からの器械の受け渡しが円滑になる。また、グレノイド展開時の前方レトラクターを片手で看護師に把持してもらうことが可能となる。この配置の欠点としては、看護師が術野をまったく観察できないことがあげられる。

手術体位のポイント

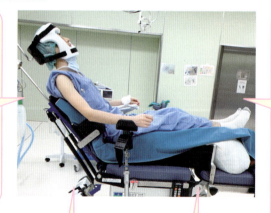

体位はビーチチェアポジションである。頸椎の前弯に合わせて無理のないように頭部を固定する。体幹固定は両側から専用側板で行う。

上半身の挙上角度は30～45°くらいとする。術中、グレノイドの展開時に上腕骨がレトラクターで牽引されるが、このときに体幹の挙上角度を大きくすると上腕骨伸展角度が減少し、腋窩神経や橈骨神経の保護に役立つと報告されている[7]。

体が尾側にずり落ちないように専用架台を使用して尾側から支持する。当院では、術者が患肢を操作しやすいように、アームポジショナーと専用手台を使用している。

看護のポイントとして、体幹・下肢の背面に柔らかいパッドを入れて患者の皮膚を保護するとよい。

これだけ！ 術前〜術後の看護 必修ポイント！

術前訪問、セッティング時のポイント

　　患者の肩関節の痛みと可動域制限について把握し、どんな日常動作が障害されてきたかを確認する。また、術前に手指のしびれ等の神経障害の有無を確認しておく。

　　患者は術後疼痛に関して大きな不安を抱いている。術後疼痛の軽減のために、麻酔法や鎮痛薬の処方を十分に考慮していることを再度説明する。また、当院では腋毛の処理は必ず前日に病棟看護師が剃毛を行っている。術後のリハビリテーションは機能の早期改善にも重要であり、退院後も必ず外来でのリハビリテーションを受けるよう促してほしい。

⚠️ 術後の注意点

　　神経麻痺が生じていないか、患者が指示に従って手指を動かすことができるかを確認することが大切である。麻酔法を把握し、麻痺が遷延しているようであれば主治医に報告する。

　　ドレーンは術直後から陰圧吸引をかけることが多いが、TSA・RSAでは術後2日間の出血量は通常50〜200mL程度である。帰室後に出血量が多い場合には医師に報告し、術中の状態を確認する。

　　当院では術後、装具を3〜4週間装着している。術後の肩関節の固定は患者に苦痛を強いる。スリングの肘内側部分が尺骨神経を圧迫していることや、頚部の掛け紐に不快感を示す患者は少なくない。病棟看護師とも相談し、タオルで肘内側や頚椎周囲を保護するようにする。

整形外科医の マイ ルーティーン ✨

筆者は患者の外来での入院検査時に、術後に使用する肩関節装具の固定紐の長さを必ず調整している。なぜなら、術直後に全身麻酔下の患者を持ち上げて装具を調整するのは、骨が折れる作業だからである……。

第2章　肩〜肘の手術

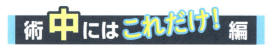

ざっくり！手術のタイムライン！

時間経過	00:10 ▶	00:25 ▶	00:35 ▶	00:50 ▶
場面	①皮切	②肩甲下筋の露出と切離 🔍	③関節包切除と上腕骨頭脱臼 🔍	④上腕骨骨切りとリーミング
術者の操作	橈側皮静脈を同定し、三角筋・大胸筋間でアプローチする。	肩甲下筋の辺縁を同定し、小結節から肩甲下筋を切離する。	前方関節包・関節唇を切除し、上腕骨頭を脱臼させる。	上腕骨頭を骨切りし、リーミング後にトライアルステムを挿入する。
使用する道具	2爪鉤、開創器、5号非吸収糸。	3-0絹糸、5号非吸収糸、電気メス。	リングレトラクター、ヘルニア鉗子、メス。	ヒップレトラクター2本、上腕骨インプラント挿入セット。
器械出し ここで準備しておこう！	5号非吸収糸（肩甲下筋牽引のため）。	リングレトラクター、ヘルニア鉗子、メス。	ヒップレトラクター2本、上腕骨インプラント挿入セット。	グレノイドレトラクター、グレノイドコンポーネント設置セット。
器械出し アクション＆確認事項	術野にきれいなガーゼがすぐ出るように準備！	上腕動静脈の結紮準備。	上腕骨頭から移植骨を採取するか、最終確認。	グレノイドコンポーネントのサイズを確認。
外回り看護	執刀前に抗菌薬および止血薬（トラネキサム酸）の点滴の確認。	不要な出血時はボスミン®入り生食ガーゼを使用する。	必要なら骨移植用骨切りガイドを準備。	インプラントを出すときは清潔操作に注意。

01:05	01:20	01:35	01:45
⑤グレノイドコンポーネント設置 🔍	⑥トライアルと上腕骨インプラント設置 🔍	⑦肩甲下筋修復	⑧閉創
グレノイドを展開して、ベースプレートとスフェアを設置する。	トライアル後に、インプラントを設置する。	肩甲下筋を小結節に修復する。	洗浄後に肩峰下滑液包にドレーンを挿入して閉創する。創部ドレッシング後に装具固定。
グレノイドレトラクター、グレノイドコンポーネント設置セット。	筋鉤（扁平鉤）、上腕骨トライアル一式、単鉤。	2号強度糸、1.8mmKワイヤー。	3-0モノフィラメント非吸収糸、ドレーン。
筋鉤（扁平鉤）、上腕骨トライアル一式、単鉤。	2号強度糸、1.8mmKワイヤー。	3-0モノフィラメント非吸収糸、ドレーン。	ドレッシング材、ガーゼ。
前下方にかけグレノイドレトラクターを保持。	上腕骨ステム・ライナーの準備とセメント固定の有無の確認。	2号強度糸を色違いで使用する。ガーゼカウント。	X線での最終確認まで器械を清潔保存。
麻酔科医に筋弛緩薬の使用状況を確認。	セメント使用時にはスペース準備、清潔操作に注意。	インプラントを出すときは清潔操作に注意。	装具・ベッドの用意、X線オーダー。

これだけ！ 準備器械・物品（セット中心）

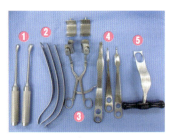

★肩のオープン手術基本セット

❶コブラスパトリウム ❷グレノイドレトラクター（大２本、小１本） ❸モジュラーレトラクター ❹ヒップレトラクター（通称、１番・３番・５番） ❺リングレトラクター

❸モジュラーレトラクターの深さは２種類用意しておく

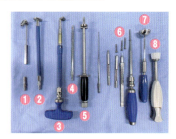

★グレノイドコンポーネント設置の使用器械

❶ガイドピン ❷リーマー ❸辺縁リーマー ❹センタードリル ❺ベースプレート打ち込み器 ❻スクリューセット（デプスゲージ含む） ❼グレノスフィアドライバー ❽インパクター

使用機種によって、器械が異なるので事前に器械と使用順をシミュレーションしておくこと

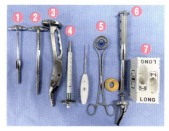

★上腕骨インプラント設置の使用器械

❶スターターリーマー ❷リーマー ❸トライアル打ち込み器 ❹辺縁リーマー ❺トレイとライナー ❻ステム抜去器 ❼ステム組み立て台

使用機種によって、器械が異なるので事前に器械と使用順をシミュレーションしておくこと

★高齢者の上腕骨近位端粉砕骨折に対するRSA

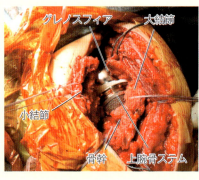
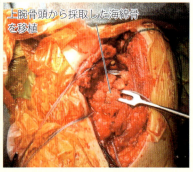

高齢者の上腕骨近位端粉砕骨折にもRSAを行うことがある。この場合には、摘出した上腕骨頭から海綿骨を採取し、ステム近位部に骨移植して、大結節・小結節を強度糸で修復する。本邦でも骨折用ステムを有するリバース型人工肩関節が使用可能になっている。

フォーカス！ 4 操作の術野

②肩甲下筋の露出と切離

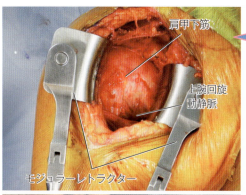

肩関節のオープン手術の王道である三角筋・大胸筋間アプローチの手順をマスターすること！

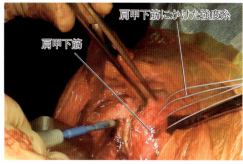

皮膚切開後に橈側皮静脈を外側によけて、三角筋と大胸筋の間で肩甲下筋前面に到達する。術者はドライフィールド（術野に出血がたれ込まない）を心がけている。三角筋と共同腱に専用のモジュラーレトラクターをかけることが肩甲下筋の展開のコツである。それには、肩甲下筋の辺縁のオリエンテーションをしっかりつけることが重要である。上腕回旋動静脈を結紮すれば、その後の不用意な出血を避けて、安全な術野で手術を進めることができる。

器械出し看護師のワザ

肩甲下筋の露出後は、大胸筋の上腕骨付着部の切除と上腕二頭筋長頭腱（LHB）切離→上腕回旋動静脈結紮→腱板疎部開放は一連の流れで行われる。剝離剪刀、電気メス、吸引チューブ、結紮糸が迅速に出るように準備しておく。また、きれいなガーゼを術者の横に常に準備しておく。

外回り看護師のヒケツ

三角筋下滑液包の癒着を剥がす段階で出血することがある。このときにボスミン®入りの生理食塩水で湿らせたガーゼを挿入することがあるので、必要に応じて用意する。圧迫止血に使用したガーゼの枚数を確認する。

この操作にフォーカス！
肩甲下筋を小結節から切離するときの辺縁のメルクマール

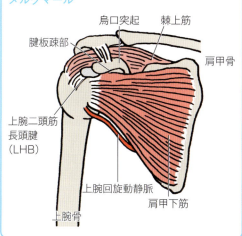

🔍 ③関節包切除と上腕骨頭脱臼

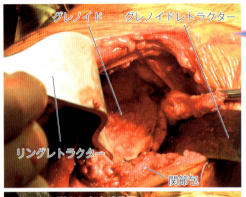

グレノイド　グレノイドレトラクター
リングレトラクター
関節包

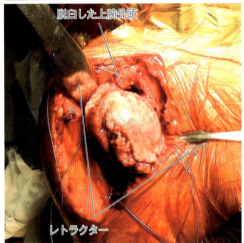

脱臼した上腕骨頭
レトラクター

> 骨頭がうまく脱臼しないときは、これまでの操作が不十分！ 肩甲下筋のリリース・関節包切除を再確認！

　肩甲下筋の上腕骨からの切離、前方関節包・関節唇の切除後に肩関節を伸展・屈曲すれば、上腕骨頭は脱臼する。特に腱板断裂症性肩関節症の症例では、棘上筋・棘下筋腱が欠損しているため脱臼は容易である。脱臼操作が困難なときには、肩甲下筋のリリースと関節包切除が不十分なことが多いので、前のステップに戻って確認する。上腕骨頭の骨切りは、専用架台に肘関節をのせて、上腕を十分に外旋し、周囲をレトラクターで保護することで安全に行える。

器械出し看護師の ワザ

　看護師が慣れてくれば、上腕骨内側にかけるレトラクターを１本把持しながら、術者に片手で道具の受け渡しができるようになる。次のステップの上腕骨骨切り時に移植骨採取用の専用ガイドが必要か確認しておく。また、骨切りガイドの後捻角を事前に設定しておく。

外回り看護師の ヒケツ

　上腕骨の処置では術野が移動するので、術者と助手の間からライトが十分に入るように照明を移動する。

🔍 この操作にフォーカス！

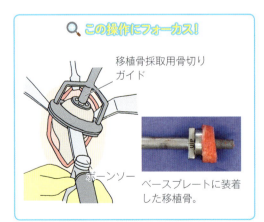

移植骨採取用骨切りガイド
ボーンソー
ベースプレートに装着した移植骨。

⑤グレノイドコンポーネント設置

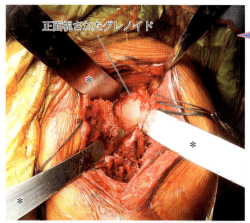

正面視されたグレノイド

> 人工肩関節手術のキモ！ グレノイドを正面視できる展開を心がける！

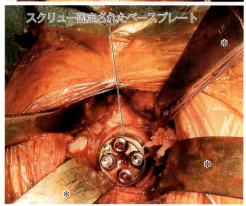

スクリュー固定されたベースプレート

＊グレノイドレトラクター

グレノイドの展開は人工肩関節手術の最も重要な操作である。術者がグレノイドを正面視できないと、グレノイドの骨折やコンポーネントの不良設置のもとになるからである。関節唇・軟骨を十分に切除し、ガイドピンを挿入するが、術前計画と同じ方向・深度で挿入できたかを確認しながら進む。ベースプレート周囲に余剰骨があるときには、焦らずにリウエル等で切除する。グレノスフィアが上腕骨頭に当たって挿入困難なときにも、無理せず骨切りを2mm程度追加する。

器械出し看護師の ワザ

慣れてきたら、グレノイドの前壁にかけるレトラクターを把持しながら、もう一方の手で、ガイドピン、リーマー、ドリル、ベースプレートを術者に渡せるとよい。ベースプレートの設置時にスクリュー固定をするので、その準備もしておく。

外回り看護師の ヒケツ

グレノイドの展開時は麻酔科医に依頼して、筋弛緩をしっかりかけておいてもらうことが重要である。また、麻酔状況を術者に報告し、術野にライトが十分に当たっているか確認する。

🔍この操作にフォーカス！

良いグレノスフィアの設置

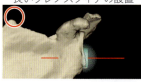

悪いグレノスフィアの設置

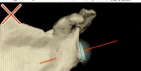

―― がガイドピンの刺入方向。

⑥トライアルと上腕骨インプラント設置

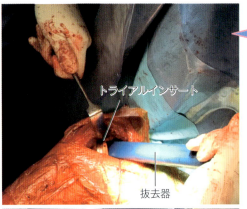

トライアルインサート
抜去器

> トライアルで整復できないようなら、迷わずに上腕骨の骨切りを追加しよう！

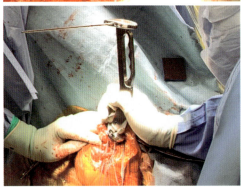

後捻角に注意して上腕骨ステム挿入。

　日本人の高齢者は体格が小さく、骨粗鬆症が進んでいるケースが多い。トライアルが暴力的な整復操作になると、上腕骨近位部に骨折を生じることがあるため、愛護的に行うことが大切である。整復困難なときには上腕骨側の骨切りを追加して、ステムを深く挿入する。そのうえで、三角筋と共同腱の緊張の程度、可動域等で最終決定する。骨セメント使用でのインプラント挿入時は、関節内に骨セメントがこぼれないように注意する。

器械出し看護師のワザ

　トライアル後に上腕骨を脱臼させるのが困難なことがあり、必要に応じて単鉤等を用意しておくとよい。サイズが決まれば、肩甲下筋修復のために上腕骨前面に1.8mmのKワイヤーで4～5カ所骨孔を開けるが、2号強度糸をかけて、インプラント挿入に備える。

外回り看護師のヒケツ

　骨セメント使用時には部屋の温度を術者に確認しておく。ステムを組み立てる清潔台をもう一つ用意しておくとよい。上腕骨側の骨折発生時には、速やかに軟鋼線が出せるように準備する。

🔍 この操作にフォーカス！
肩甲下筋修復のための骨孔作成

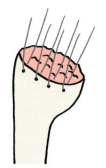

骨孔を4～5カ所開けて、2号強度糸を通しておく。

引用・参考文献

1) 日本整形外科学会リバース型人工肩関節ガイドライン策定委員会. リバース型人工肩関節ガイドライン. 2013.
2) Hamada, K. et al. Roentgenographic findings in massive rotator cuff tears. A long-term observation. Clin Orthop Relat Res. (254), 1990, 92-6.
3) Walch, G. et al. Morphologic study of the glenoid in primary glenohumeral osteoarthritis. J Arthroplasty. 14 (6), 1999, 756-60.
4) Cheung, E. et al. Complications in reverse total shoulder arthroplasty. J Am Acad Orthop Surg. 19 (7), 2011, 439-49.
5) Barco, R. et al. Complications in reverse shoulder arthroplasty. EFORT Open Rev. 1 (3), 2016, 72-80.
6) 金谷裕司ほか. RSA 術後に神経障害を呈した症例. 肩関節. 40 (2), 2016, 697-700.
7) Lenoir, H. et al. Nerve stress during reverse total shoulder arthroplasty：a cadaveric study. J Shoulder Elbow Surg. 26 (2), 2017, 323-30.

D 上腕骨骨折に対する髄内釘固定術

とちぎメディカルセンターしもつが整形外科　福島 崇

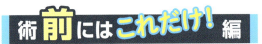

 上腕骨近位端骨折や上腕骨骨幹部骨折に対して、髄内に太い釘を挿入し、上下を数本のスクリューで固定する骨折観血的手術

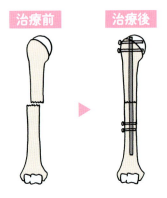

　皮膚切開を行った後に、腱板を線維方向に分けて上腕骨頭の髄内釘エントリーポイントを露出する。ガイドピンを刺入し、リーマーを用いて骨を開窓した後に長いガイドワイヤーを挿入する。ガイドワイヤーの挿入時に骨折部をある程度整復しなければ、遠位骨片の髄腔内にガイドワイヤーが入らない。そのため、このガイドワイヤー挿入の操作が手術の一番の難所となる。

　ガイドワイヤーで髄内釘の長さを決定し、そのまま髄腔リーミングを徐々に太くすることにより、髄内釘の太さを決定する。長さと太さを決定後に実際に髄内釘を挿入し、ターゲットデバイス越しに近位のスクリュー固定を、ラジオルーセントドリルまたはフリーハンドテクニックで遠位のスクリュー固定を行う。髄内釘の近位部にエンドキャップを締め、洗浄して閉創する。

これだけ！データベース

- □ 手術時間：1～1.5時間
- □ 出血量／輸血の有無：～150mL／輸血 有 無
- □ 麻酔方法：全身麻酔
- □ 主な体位：ビーチチェアポジション
- □ 主な皮膚切開位置：肩外側または肩前外側アプローチ
- □ 切開手術
- □ インプラント：有 無
- □ 組立器械：有 無

これだけ！ 手術の知識 必修ポイント！
この手術の 目的・種類

　上腕骨近位端骨折や上腕骨骨幹部骨折において、保存療法では機能障害を残す可能性が高い転位した骨折型や、骨癒合が得にくい骨折型に対して、機能障害を残さず良好な骨癒合を得るために行う。また、保存療法でも治療は可能であるが、患肢の安静と時間を要するため、早期回復を目的として髄内釘固定を行う場合もある。

この手術の 適応疾患&ステージ分類

　上腕骨近位端骨折、上腕骨骨幹部骨折。

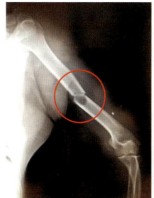 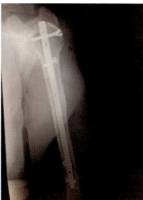

左：上腕骨骨幹部骨折、右：治療後のX線像。

この手術によくみられる術中・術後の トラブル・合併症

　骨折部は基本的に展開せず、X線透視装置（以下、イメージ）で整復を行うため、回旋異常等の整復不良が生じる場合があり、それによって骨癒合不全や変形治癒が生じる恐れがある。また、近位・遠位スクリュー固定のドリリングの際に神経を損傷する可能性がある。

ポイント解説！ 配置図&手術体位

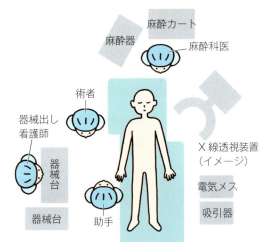

配置のポイント

術者が患側の手術台の頭側に立ち手術操作をすることと、イメージを健側の頭側から入れるために、手術台の頭側にはなるべくスペースをつくっておく必要がある。麻酔器はなるべく患者から離し、点滴ラインやモニターライン等が手術台の下に垂れ下がって、イメージの出し入れの邪魔にならないように気を配る必要がある。

手術体位のポイント

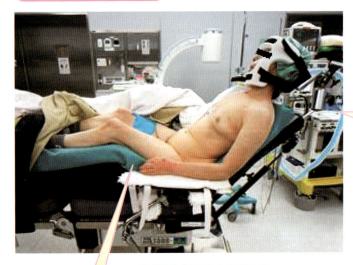

スムーズな手術の進行に必要なスペースを確保するために、気管チューブを出す方向を健側にすること、頭をやや健側に傾けることが重要となる。

ビーチチェアポジションは上半身を挙上するため、体が下方にずれてくる可能性がある。その予防策として股関節と膝関節を軽度屈曲し、足底を固定することが重要である。

これだけ！ 術前〜術後の看護 必修ポイント！

術前訪問、セッティング時のポイント

　上腕骨骨幹部骨折の合併症として最も多いのは橈骨神経麻痺で、手首・手指が伸ばせないといった症状が出る。術前訪問時には、手関節の背屈が可能かどうかを確認することが非常に重要である。また、術後は患肢の安静について特に制限はなく痛みに応じて腕をどんどん動かしてもよいことを伝える。

⚠️ 術後の注意点

　スクリュー固定のドリリングの際に神経損傷が生じる可能性があるため、上肢でどこか動かせないところはあるか、しびれる場所があるかどうか確認する。

整形外科医の マイ ルーティーン ⭐

　整形外科の手術は多岐にわたり、まれな手術も多い。その場合、過去の手術記録を見返したり、手術手技の本を探す等はよくあることだろう。筆者が行っていることで、あまり一般的ではないと思われるのは YouTube による情報収集である。手術名を英語で検索すると、ほとんどの場合で動画がアップされている。手術の手順を把握したいとき等、ぜひ試してもらいたい。

術中にはこれだけ！編

ざっくり！手術のタイムライン！

時間経過	00:15	00:30	00:45	
場面	①皮切、展開	②骨孔の作成	③ガイドワイヤーの挿入	④リーミング
術者の操作	肩外側または肩前外側に皮切をおく。三角筋、腱板を割り、上腕骨頭を露出する。	イメージで適切な位置にガイドピンを挿入し、リーマーで骨孔を作成する。	骨折部を整復しながらガイドワイヤーを挿入する。	徐々に太くしながら適切な太さまでリーミングを行い、インプラントサイズを決定する。
使用する器具	メス、電気メス、鑷子、開創器。	ガイドピン、パワーツール、リーマー。	ガイドワイヤー。	リーマー、パワーツール、サイザー。
器械出し ここで準備しておこう！	ガイドピンをパワーツールに取り付ける。刺入点作成用のリーマーを準備する。	ガイドワイヤーを準備する。	リーマー、パワーツールを準備する。	ターゲットデバイスとインプラントを取り付ける。
器械出し アクション&確認事項	器械類一式が揃っているか確認する。	ガイドピンをパワーツールに取り付けた後、まっすぐ回転しているか確認する。	ガイドワイヤーには向きがあるため、向きを間違えないように渡す。	リーマーのサイズを必ず確認して渡す。
外回り看護	止血に使用する電気メスの配線と、吸引チューブの接続に不備がないか確認する。	イメージの操作をする場合は、不潔にならないように確認する。	ガイドワイヤーが長いため、不潔になりやすいので注意する。	リーミング時にも不潔になりやすいため、注意する。

	01:00	01:15	01:30
⑤インプラントの挿入	⑥近位・遠位横止めスクリュー固定 🔍	⑦エンドキャップの挿入	⑧閉創
ターゲットデバイスを装着したインプラントを挿入する。	近位スクリューはターゲットデバイス越しに、遠位スクリューはラジオルーセントドリルやフリーハンドテクニックで固定する。	エンドキャップを挿入する。	洗浄後に腱板を修復し、閉創する。
ターゲットデバイス、インプラント。	ドリル、パワーツール。	エンドキャップ。	縫合糸、持針器、鑷子、開創器。
ドリルをパワーツールに取り付ける。	エンドキャップをドライバーに取り付ける。	縫合糸、持針器、鑷子、開創器を準備する。	
連結したターゲットデバイスを介して、横止めスクリューのドリルが、ネイルの各スクリュー孔を通過するか確認する。	トロッカーとドリルスリーブを同時に渡すため、内筒であるトロッカーが落ちないように気をつける。	エンドキャップをドライバーに固定できるデバイスを使用する場合があり、きちんと固定されているか確認する。	術創内に手術器械やガーゼが残存していないか、各器械の数の確認とガーゼカウントを行う。
インプラントのサイズ間違いに注意しながら、素早く箱から出して器械出し看護師に渡す。	イメージの出入りが頻繁に行われるため、清潔操作に気を配りながら、素早くスクリューを箱から出して器械出し看護師に渡す。	この操作が終了すると閉創となるため、使用する糸の種類を確認しておく。	術創内にガーゼが残っていないか、ガーゼカウントをして、結果を術者に報告する。

これだけ！ 準備器械・物品（セット中心）

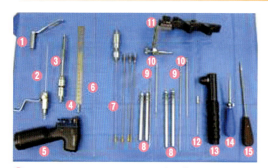

❶クラウンリーマー用スリーブ　❷ガイドロッド　❸クラウンリーマー　❹ルーラー　❺パワーツール　❻ガイドワイヤー　❼リーマー　❽近位用ドリルスリーブ　❾近位スクリュー用ドリル　❿近位スクリュー用デプスゲージ　⓫ターゲットデバイス　⓬遠位スクリュー用ドリル　⓭ラジオルーセントテクニック用デバイス　⓮遠位スクリュー用ドライバー　⓯エンドキャップ用ドライバー

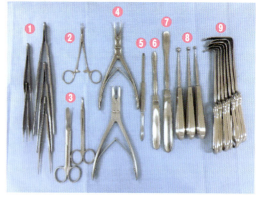

❶鑷子（無鉤、有鉤）　❷ペアン　❸剪刀　❹リウエル　❺エレバラスパトリウム　❻エレバトリウム　❼ラスパトリウム　❽鋭匙　❾筋鉤

★ 器械の術前確認ポイント

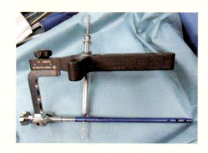

連結したターゲットデバイスを介して、横止めスクリューのドリルが、ネイルの各スクリュー孔を通過するか確認する。ターゲットデバイスとインプラントの固定がゆるんでいないか確認する。

🔍 フォーカス！ 4 操作の術野

🔍 ①皮切、展開

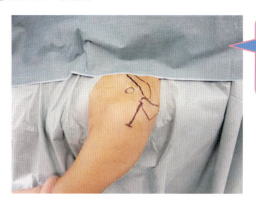

> 手術をスムーズに行うために、触診で肩甲骨の形を正確に把握し、皮切位置を決める！

🔍 **この操作にフォーカス！**

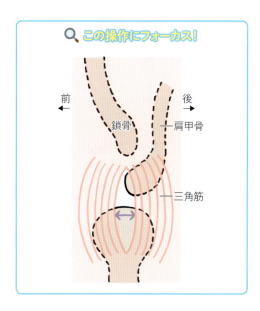

前 ← → 後
鎖骨 ― ―肩甲骨
三角筋

術野の出血を抑えるために、希釈したエピネフリンやエピネフリン含有キシロカインを皮膚切開部に注射する。皮膚切開後に三角筋と腱板の順に展開を行うが、損傷を最小限にするために線維方向に切開し、上腕骨頭のインプラント刺入部を露出する。また、三角筋を遠位に展開する際には腋窩神経を損傷しないように気を配る。

器械出し＋外回り看護師の ワザ

切開後の出血を拭き取るためのガーゼを数枚準備しておく。ゲルピー、アドソン、ベックマン等の開創器を使用するが、器械出し看護師は先端を閉じた状態で鉤部分を下に向け、医師がラチェット部分を把持できるように渡す。いずれも先端が手袋に引っかかりやすいので注意する。次の操作として、ガイドピンをパワーツールに装着し、まっすぐ回転するかどうか確認しておく。

外回り看護師はイメージを入れるために手術台頭側のラインやコード等を整理しておく。

③ガイドワイヤーの挿入

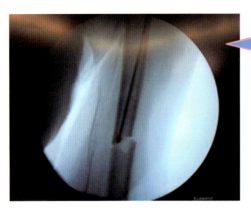

> この手術で最も困難ともいえるのがガイドワイヤーの挿入！良好な整復位保持が必要とされる。

リーミングをするには上腕骨の遠位部までガイドワイヤーを通す必要があるが、骨折部の転位が大きい場合や横骨折等ではしばしばそれが難しいことがある。イメージでは二次元でしか転位方向が見られないため、多方向からの透視で転位方向を確認し、頭の中で三次元化しながら骨折部の整復を行いガイドワイヤーを通している。

器械出し＋外回り看護師のワザ

ガイドワイヤーは向きが決まっていることがあるため、器械出し看護師は向きを間違わないように、手渡しする際は術者にひと声かけることが重要である。

外回り看護師は、イメージの出し入れや回転を行う場面では不潔になりやすいので清潔操作に気を配ること。また、ガイドワイヤーは長さがあり、ライトや麻酔器等に接触する可能性があるため、危険と思われるときは術者に注意を促すことも必要である。

この操作にフォーカス！

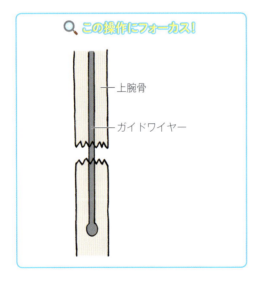

上腕骨
ガイドワイヤー

④リーミング

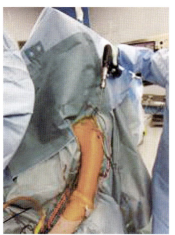

> 髄内釘の太さや長さを決定する、重要な場面！

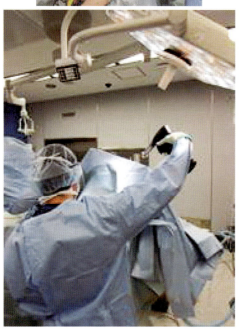

リーミングは骨折部を越えて遠位骨まで行う。細いフレキシブルリーマーから0.5mmずつ順に太くしていく。骨折部の皮質を壊さないように注意を払いながら行う。1番細い部位でカリカリと削れるようになった太さが適切な太さであり、実際に挿入するインプラントはフレキシブルリーマーより1〜1.5mm細いものとする。

器械出し＋外回り看護師の ワザ

長いフレキシブルリーマーの付け替えを何度も行うため、器械出し看護師はリーマーを落とさないように注意しながら、かつ迅速に付け替えて術者に手渡すこと。

外回り看護師はガイドワイヤーの挿入時と同様、イメージの清潔操作や、フレキシブルリーマーとほかの器械の接触に注意する。

🔍この操作にフォーカス！

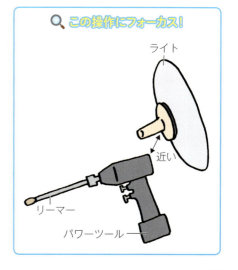

🔍 ⑥近位・遠位横止めスクリュー固定

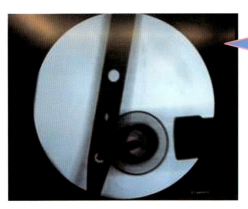

> 遠位横止めスクリューはイメージを正確に合わせることが重要！

　近位横止めスクリューは、ターゲットデバイス越しにスクリュー固定が可能である。遠位横止めスクリューは、イメージによりラジオルーセントドリルかフリーハンドテクニックでスクリューホールを作成する。いずれの方法でもイメージで髄内釘のスクリューホールを正円に写すことが重要であり、上腕が動かないように固定することと、イメージ操作の正確な指示出しが必要となる。

器械出し＋外回り看護師の ワザ

　髄内釘とターゲットデバイスはネジで固定する。その際、強く締めないと挿入中にゆるむことがある。上腕骨に挿入する前に、術者にしっかりとドライバーで締めてもらうことが重要である。

　遠位横止めスクリュー固定の際のイメージの操作では、スクリューホールを正円に出さないとスクリューがうまく入らないことがある。そのため、外回り看護師には術者の指示どおりの繊細な調整が必要とされる。

🔍 この操作にフォーカス！

- ターゲットデバイス
- 遠位横止めスクリュー

E 肘部管症候群に対する前方皮下移行術

医療法人社団友志会石橋総合病院整形外科医長　**萩原 秀**

術前にはこれだけ！編

どんなオペ？ 周囲組織から圧迫や癒着等による障害を受けている尺骨神経を、状況の改善のために環境のよい場所へ移行する手術

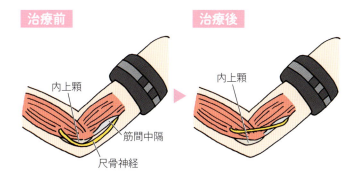

尺骨神経を展開して周囲組織から剥離・分離し、自由になった尺骨神経を上腕骨内上顆を越えて前方の皮下組織内に移行する。神経への愛護的な操作と無理のない移行、新たな絞扼をつくらないことが大切である。

これだけ！データベース

- 手術時間：約1時間
- 出血量/輸血の有無：少量 / 輸血 有 **無**
- 麻酔方法：全身麻酔または患者の協力が得られれば腋窩ブロックでも可能
- 主な体位：仰臥位
- 皮膚切開位置とアプローチ：肘内側アプローチ
- 空気止血帯（タニケット）：使用
- インプラント：有 **無**

これだけ！ 手術の知識 必修ポイント！

この手術の目的・種類

　尺骨神経に対する圧迫や癒着等の障害因子を除去する。環境の改善により、自然な神経の機能回復を期待。

　手術の種類としては、前方皮下移行術、下前筋層下移行術、King法（内上顆のみ切除）、Osborne法（弓状靱帯のみ切離）、尺骨神経溝形成術等がある。

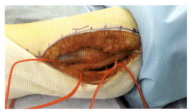

内上顆の後方を走行している尺骨神経を展開する。

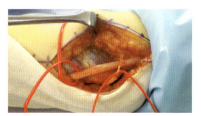

内上顆の前方に尺骨神経を移行する。

この手術の適応疾患＆ステージ分類

　肘部管症候群が適応となる。症状として、持続的な尺骨神経領域のしびれ・感覚低下・痛み、尺骨神経麻痺（物がつまみづらい、箸が使いづらい、鷲手変形、骨間筋萎縮）、Froment（フローマン）徴候、肘部管におけるTinel（ティネル）徴候等がある。

この手術によくみられる術中・術後のトラブル・合併症

　尺骨神経損傷・障害、移行神経の癒着やslip down（元の位置にすべり戻る）による再発がみられることがある。

ポイント解説！ 配置図&手術体位

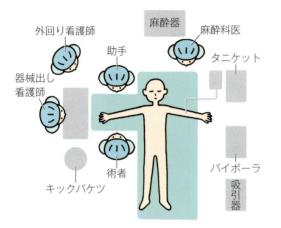

配置のポイント

できるだけ術場が広くとれるよう、麻酔器は患者の頭部方向に設置する。手術室の形状（広さ、無影灯の位置）によっては、広い術場や照明の自由度の確保のために、手術台を適宜移動する。術野を挟んで術者と助手が立ち、両者の側方中央に器械出し看護師が位置する。

手術体位のポイント

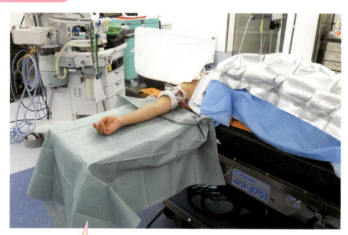

肘内側が操作しやすい肢位を確保する。肩関節の外転・外旋位が必要となるため、術前に肩関節の可動域制限や痛みの有無についてチェックしておく。

これだけ！ 術前〜術後の看護 必修ポイント！

術前訪問、セッティング時のポイント

　　術前訪問では、肩関節と肘関節の可動域を確認する。特に肩関節の外転・外旋制限の有無は重要である。肩の痛みがある場合、術後に肩の症状が悪化することがあるため注意を要する。体位は仰臥位で、患部は手台の上に置いて行うこと、上腕の腋窩に近いところにタニケットを使用することを説明する。

　　手術室のセッティング時は、術場を広く確保するため、患肢によって手術台や麻酔器の配置を決める。無影灯の中心直下に術野がくるように配慮し、器械の出し入れや外回り看護師の動線を確保する。

⚠ 術後の注意点

　　術後出血を防ぐため、患部の挙上を保つ。尺骨神経の状態の変化に注意する。感覚鈍麻やしびれの増強、筋力の低下等がみられたら、すぐに医師に報告する。

整形外科医の マイ ルーティーン

　術場が大きくとれるよう、手術室のレイアウトによって手術台や麻酔器等の配置を考慮している。肩と肘関節の可動域制限および痛みの有無の確認は、いうまでもない。

術中にはこれだけ！編

ざっくり！手術のタイムライン！

第2章 肩～肘の手術

時間経過	00:05	00:10	00:30
場面	①皮切	②神経の展開 🔍	③尺骨神経の剥離 🔍
術者の操作	皮膚・皮下組織の展開。	神経の展開。	尺骨神経を周囲組織から剥離し、自由度を確保する。
使用する器具	メス（No.15）、バイポーラ、アドソン有鉤鑷子、モスキート曲ペアン鉗子、筋鉤。	スティーブン剪刀、（マイクロ鑷子、剪刀）。	神経テープ、（マイクロ鑷子、剪刀）。
器械出し（ここで準備しておこう！）	スキンマーカー、エスマルヒ駆血帯。	神経テープ、生理食塩水で湿らせたガーゼ。必要によりマイクロ器械を準備。	
器械出し（アクション&確認事項）	どの深さの処置をしているのか、常に確認する。進行状況に応じた器械を準備する。	どの深さの処置をしているのか、常に確認する。必要時にマイクロ器械の準備。	神経テープの使用本数を確認。
外回り看護	タニケット、バイポーラ、吸引のセッティング。	神経操作、周囲止血の際のバイポーラ出力の調整。	顕微鏡導入の際はセッティング。不潔操作にならないように注意。

00:40	00:50	01:00
④尺骨神経の前方移行 🔍	⑤移行神経の固定 🔍	⑥閉創 🔍
十分に余裕をもって移行する。移行による絞扼部の確認・処理。	良好な皮下脂肪層に神経を固定し、残った尺骨神経溝を閉鎖する。	ドレーンを置いて閉創。
	固定糸、持針器、アドソン有鉤鑷子。	ペンローズドレーン、縫合糸。
	洗浄用生理食塩水、ペンローズドレーン。	創部ドレッシング材、包帯。
	ガーゼカウント、使用済みの神経テープの確認。	ドレーンの位置と本数の確認。
タニケット使用時間の確認。	器械出し看護師とともにガーゼカウント。	ドレッシング材の確認、包帯とテープの用意。

これだけ！準備器械・物品（セット中心）

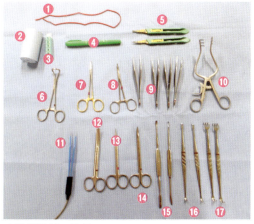

★ **準備器械・物品**
❶神経テープ ❷エスマルヒ駆血帯 ❸針置き ❹スキンマーカー ❺メス（No.11、No.15) ❻布鉗子 ❼持針器 ❽眼科剪刀 ❾アドソン鑷子（有鉤、無鉤） ❿開創器 ⓫バイポーラ ⓬クーパー剪刀 ⓭形成剪刀 ⓮スティーブン剪刀 ⓯神経剥離子 ⓰2爪鉤 ⓱3爪鉤

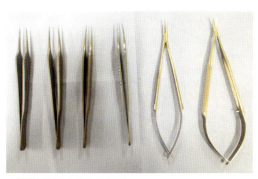

★ **顕微鏡やマイクロ器械**
外傷後や再発等の癒着が強い症例、腫瘍やガングリオン等の例では、顕微鏡やマイクロ器械が必要となる場合もある。

🔍 **フォーカス！** 5操作の術野

🔍 **②神経の展開**

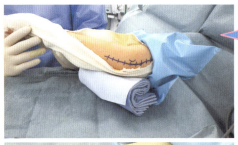

> 神経の展開時は愛護的に操作を！

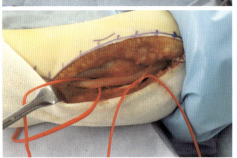

皮膚切開のデザインの後、タニケットにエアを送気し、メス（No.15）で内上顆の後方直上から近位・遠位方向に切開を広げる。皮下に現れた内側上腕・前腕皮神経はできるだけ温存する。

内上顆後面の尺骨神経を覆う筋膜を切開して尺骨神経を確認し、神経に沿って筋膜を切開して神経を全周性に展開する。この際、神経に伴走する血管もできるだけ温存する。

器械出し看護師の ワザ

常にどの深度の展開を行っているかを確認する。展開の深度に応じて、器械を順に手渡す。術野の神経や軟部組織を乾燥させないように、生理食塩水、または生理食塩水で湿らせたガーゼを用いる。神経の処理に応じて、神経テープも複数が必要となる。

外回り看護師の ヒケツ

タニケットとバイポーラ、吸引をセッティングする。神経周囲の操作時はバイポーラの適切な出力調整が必要となる。

🔍 **この操作にフォーカス！**

内側上腕・前腕皮神経

上腕骨　尺骨神経　伴走血管

③尺骨神経の剥離（近位・遠位）

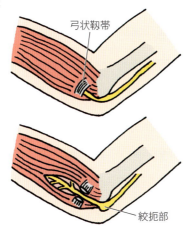

近位側では Struthers アーケードの確認と筋間中隔の処理を、遠位側では弓状靱帯の切離と屈筋群の処置を行う！

近位（上腕骨側）では、尺骨神経に沿って筋膜を切開し、中枢へ十分に神経を展開する。また、Struthers アーケードでの絞扼の有無を確認する。

神経の前方に位置する筋間中隔も展開するが、静脈叢があるので十分に止血しながら操作する。露出した筋間中隔は神経を前方に移行する際に障壁となるため、干渉しないよう十分に切除する。

遠位（前腕骨側）では内上顆の遠位で、神経が筋層下に進入する入り口（弓状靱帯）により絞扼されていることが多く、これを切離して尺骨神経を除圧する。さらに神経に沿って屈筋群を分け遠位に展開し、移行するのに十分な神経の自由度が得られるまで展開する。神経の分枝は関節枝を除いてできるだけ温存する。

器械出し看護師のワザ

繊細な操作のため、手台が揺れることのないよう気を配る。必要に応じてマイクロ器械を使用する。

外回り看護師のヒケツ

必要に応じて顕微鏡を準備する。その際、装置の出入りによる器械の汚染がないように注意する。

④尺骨神経の前方移行

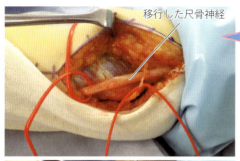

移行した尺骨神経

> 神経の絞扼やねじれをつくらないように注意！

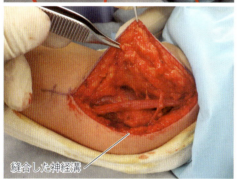

縫合した神経溝

　十分な神経の剝離の後、内上顆を越えて前方へ神経を移行する。この際、近位・遠位での神経の絞扼やねじれ、圧迫等の干渉をつくらないように注意する。近位では筋間中隔による神経への干渉、遠位では筋膜、筋腹による神経への干渉がないか再度確認する。必要により前腕屈筋筋膜も切除する。

　移行した神経はslip downによって元の神経溝に戻らないように神経溝を縫合・閉鎖する。

外回り看護師の ワザ

タニケットの使用時間に気を配る。

この操作にフォーカス！

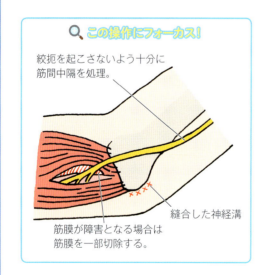

絞扼を起こさないよう十分に筋間中隔を処理。

筋膜が障害となる場合は筋膜を一部切除する。

縫合した神経溝

🔍 ⑤移行神経の固定〜⑥閉創

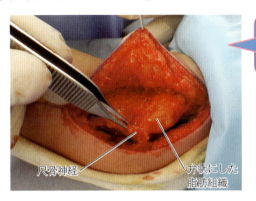

尺骨神経／弁状にした脂肪組織

> 良好な皮下脂肪層に神経を固定！

皮下移行部に尺骨神経を固定する。この際に脂肪弁を作成し、脂肪組織の中に移行した尺骨神経を固定する。神経の脂肪内縫合固定に際し、神経を圧迫・絞扼させないように縫合・固定位置に注意する。最後に皮下にペンローズドレーンを置いて閉創。

🔍 この操作にフォーカス！

弁状にした脂肪組織
尺骨神経
脂肪弁を作成し、移行した神経は脂肪の中に回避する。

器械出し看護師の ワザ

洗浄、閉創用器械、縫合糸、ペンローズドレーンの準備と確認をする。外回り看護師とともにガーゼカウントを行い、神経テープを確認する。

外回り看護師の ヒケツ

洗浄と縫合糸の準備をする。洗浄中は、器械出し看護師と一緒にガーゼカウントを行う。創部ドレッシング材を確認し、包帯とテープを用意する。

F 肘関節鏡手術（遊離体摘出術、ドリリング、骨棘切除）

自治医科大学整形外科助教　飯島裕生

術前にはこれだけ！編

どんなオペ？ 関節鏡を肘関節内に挿入して行う。関節鏡を用いるので、大きく創をつけることがなく、小さな創で手術ができる。そのため、短期間の入院で済み、体への侵襲も非常に少ない。特にスポーツ選手等は早期復帰が可能となり、メリットが大きい

代表的な手術として、次の3つがある。

①遊離体摘出術

関節内で剝がれて挟まり込んだ骨片を摘出する。

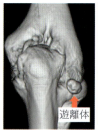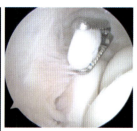

遊離体摘出術

②ドリリング

傷んだ関節の軟骨面に孔を開けて骨髄細胞の誘導を促し、関節面の再生・修復を期待する。

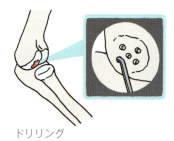

ドリリング

③骨棘切除

変形した関節内の骨（骨棘）を削って、関節の動きをスムーズにする。

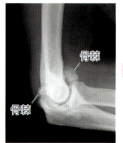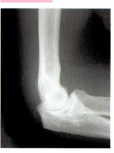

骨棘切除

これだけ！データベース

- 手術時間：1～2時間（遊離体の摘出だけであれば30分程度）
- 出血量/輸血の有無：ごく少量/輸血 有 無 （基本的に輸血が必要となることはない）
- 麻酔方法：全身麻酔＋腋窩ブロック（術後の疼痛緩和目的）
- 主な体位：腹臥位が多いが、側臥位でも可能
- 主な皮膚切開位置とアプローチ：肘前方内側、前方外側、後外側（2カ所）、後方（2カ所）の合計6カ所に5mmほどの切開

これだけ！手術の知識 必修ポイント！

この手術の目的・種類

①遊離体摘出術

肘の離断性骨軟骨炎、変形性肘関節症、骨軟骨骨折等で、関節内に生じた遊離体（軟骨や骨の小片）により肘痛やロッキング症状が出現した場合に関節鏡で摘出する。

②ドリリング

肘の離断性骨軟骨炎により傷んだ骨軟骨片を直径1mmほどのドリルで数カ所貫き、出血を促して癒合・再生を促進する。

③骨棘切除

主に変形性肘関節症が原因の肘関節の変形により、屈曲、伸展の可動域制限がみられる場合に行われる。関節鏡で関節内に突出した骨棘をノミやアブレーダーバーで切除する。

この手術の適応疾患&ステージ分類

①遊離体摘出術、②ドリリング

これらの手術は主に肘の離断性骨軟骨炎に行われる。離断性骨軟骨炎は透亮期、分離期、遊離期に分類される。遊離体摘出術は遊離期に、ドリリングは主に分離期に行われることが多い。

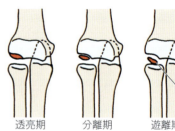

透亮期　分離期　遊離期　骨棘骨片

③骨棘切除

変形性肘関節症が主な適応となる。そのなかでも骨性要素による肘の可動域制限が強い症例に行われる。一方で、関節鏡を入れる隙間がない進行した症例は適応外となる。

この手術によくみられる術中・術後のトラブル・合併症

■ 神経・血管損傷

関節鏡を入れるためのポータル作成時に生じることがある。ポータルの位置により、尺骨神経、橈骨神経深枝（後骨間神経）等の損傷に注意を要する。

■ 軟骨損傷

関節内の操作でカメラや器具により正常軟骨を損傷することがある。軟骨に近接する骨棘や滑膜の切除等は特に注意が必要である。

■ 遊離体摘出ミス

遊離体摘出術において、遊離骨片を見失ったり、骨片を見つけるのに非常に時間を要すること

がある。また、骨片摘出時に、骨片を筋層内や皮下に落とすことがある。そのため、骨片を小さく割ってから摘出する等の工夫も行う。

■ **術後血腫**
　灌流圧の影響で術中は出血がみられなくとも、術後に血腫を生じることがある。滑膜切除や骨棘切除後は特に注意が必要である。

ポイント解説！ 配置図＆手術体位

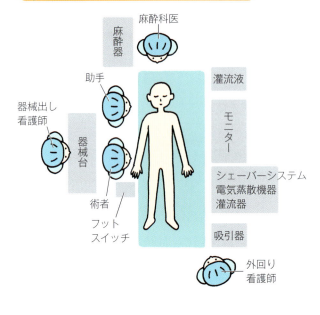

配置のポイント

関節鏡の手術はカメラ、光源、シェーバーのケーブル、吸引器等、煩雑になりやすいため、術野にポケット等を使用するとよい。器械台は術者の背中側になることが多いので、不潔にならないように注意が必要となる。

モニターは術者の見やすい距離と高さに設置する。灌流液が流れないと手術が中断するため、なくなったらすぐに交換する。また、関節鏡の手術では床に水が溜まることがある。床に置ける吸引器等があると便利。

手術体位のポイント

> 手術は腹臥位で行う（仰臥位や側臥位で行う施設もある）。体はベッドの執刀側に寄せる。一般的な腹臥位の手術と同様、柔らかいクッション等を用いて体重を十分に分散させる。

> 手台に乗せた上肢の肩関節と肘関節の高さが一致するようにする。肩の前側にスペースができる場合はタオル等を挟んで高さを調整する。術者は肘の高さをおへその位置とすると手術がしやすい。

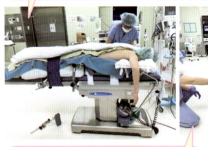
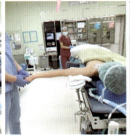
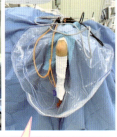

> 手台に乗せた上肢の肘関節が120°は屈曲するように調整する。

> 灌流液が床に流れないように、大きな水受けのついたドレープを使用する。肘屈曲90°の肢位で腕が水受けに入るようにドレーピングしておくと、床が水で汚れない。

これだけ！ 術前〜術後の看護 必修ポイント！

術前訪問、セッティング時のポイント

　術前の評価として、患側上肢のしびれ、麻痺、むくみ、皮膚トラブルの有無は必ずチェックが必要となる。また、肘の可動域、肩の可動域に大きな問題がないかもチェックする。肘の手術では、術中の肩関節は外転90°となる。術後に痛みが生じないためにも、肩に拘縮や痛みがないかは必ずみておく必要がある。また、同時に頚椎の痛みや可動域も確認しておくとよい（腹臥位の手術であり、顔を横に向けて管理する場合もあるため）。

　麻酔は全身麻酔で行うが、術後の疼痛管理のため、斜角筋ブロックや腋窩ブロック等、伝達麻酔を併用することがある。薬液の種類や量にもよるが、ブロックを行うと術後8〜12時間は患側上肢にしびれや運動麻痺が生じる。できる限り、術前に麻酔方法も確認しておく。患者にも説明しておくと、術後にそれらの症状が出ても不安が軽くなる。

⚠️ 術後の注意点

　術中に灌流液が関節外に漏れるので、術後は肘周囲が非常に腫れる。肘の下に枕等を入れての挙上や、クーリングによる腫脹予防は、疼痛緩和のためにも大切である。また、手術操作により、尺骨神経や橈骨神経深枝等の神経に損傷を起こすことがまれにある。術後の上肢のしびれや手指の動き等はチェックが必要となる。

　肘の術後は術側の肩を動かせなくなり、頚部から肩周囲の筋緊張が強くなる。肩すくめ運動や肩関節のストレッチ等は積極的に行うよう指導する。肩や肘等の上肢の手術でも、離床が遅いと深部静脈血栓症の発症リスクが高まる。術後はできる限り早めの離床を促す。

整形外科医の マイ ルーティーン ✨

　個人的な術前の注意点として、当たり前かもしれないが、術前日は飲酒を控え寝不足にならないようにしている。また、布団の中で翌日の手術のイメージトレーニングをしておくことも大切である。使用する器械の確認等も含めて、十分な準備をしておくことで安心して手術に臨むことができる。

第2章　肩〜肘の手術

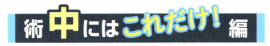

ざっくり！手術のタイムライン！

時間経過	00:10	00:20	00:45	01:00
場面	①皮切、関節鏡挿入（ポータル作成）🔍	②前方関節内からの観察（内側、外側ポータルより観察）🔍	③遊離体、骨棘切除🔍	④後外側関節内からの観察（橈側、尺側ポータルより観察）、処置🔍
術者の操作	肘内側をメスで皮切し、ペアン、鈍棒で関節包を破り、外套管を入れてから関節鏡を挿入。	関節内に関節鏡を挿入し、まずは関節内を観察。シェーバーを用いて関節内を掃除。	遊離体があれば摘出し、骨棘があれば削る。	後外側関節内の観察。
使用する器具	メス（尖刃）、直ペアン、鈍棒、外套管、関節鏡（30°斜視鏡）。	シェーバー、アブレーダー、電気蒸散機器。	シェーバー、アブレーダー、電気蒸散機器、ヘルニア鉗子。	シェーバー、アブレーダー、電気蒸散機器。
器械出し（ここで準備しておこう！）	シェーバー、アブレーダー、電気蒸散機器、ヘルニア鉗子等。	シェーバー、アブレーダー、電気蒸散機器、ヘルニア鉗子等。	シェーバー、アブレーダー、電気蒸散機器、ヘルニア鉗子、メス。	シェーバー、アブレーダー、電気蒸散機器、ヘルニア鉗子等、メス。
器械出し（アクション＆確認事項）	シェーバー等の電気機器の作動を確認する。	遊離体は基本的にヘルニア鉗子で摘出する。ヘルニア鉗子のサイズは2～3種類準備する。	遊離体を関節外に取り出すときに、遊離体が大きければメスで創を広げて摘出する。	新しいポータルを作成するときは、メス→鈍棒→外套管→関節鏡の順で用いる。
外回り看護	シェーバー等の電気機器の設定、フットスイッチが術者の足元に準備されているか確認。	灌流ポンプがうまく回っているか、灌流圧は適切に設定されているか確認（通常は40mmHg）。	灌流液の残量をチェックする。少なくなっていればすぐに交換できるように準備する。	水受け付きのドレープで床に水が漏れていないかをチェック。

01:15	01:30	01:45	02:00
⑤遊離体、骨棘切除	⑥後方関節内からの観察、処置 🔍	⑦遊離体、骨棘切除	⑧閉創
遊離体があれば摘出し、骨棘があれば削る。	後方関節内の観察。	遊離体があれば摘出し、骨棘があれば削る。	関節内を灌流液で十分に洗った後に3-0ナイロンで閉創。
シェーバー、アブレーダー、電気蒸散機器、ヘルニア鉗子。	シェーバー、アブレーダー、電気蒸散機器。	シェーバー、アブレーダー、電気蒸散機器、ヘルニア鉗子、4mm幅のノミ、ハンマー。	3-0ナイロン、ヘガール、ガーゼ、伸縮包帯、必要に応じてシーネ。
シェーバー、アブレーダー、電気蒸散機器、ヘルニア鉗子、メス。	シェーバー、アブレーダー、電気蒸散機器、ヘルニア鉗子、4mm幅のノミ、ハンマー。	シェーバー、アブレーダー、電気蒸散機器、ヘルニア鉗子、メス。	閉創準備
滑膜増生が多い部位でシェーバーをよく用いる。出血すれば電気蒸散機器ですぐに止血する。	後方関節では肘頭の先端の骨棘切除に4mm幅のノミを使用することがある。	遊離体は術前に個数がわかっている。何個摘出されたかをきちんと把握しておく。	器具、器械に破損がないかをチェックする。
出血時は灌流液の圧を10mmHgほど上げることがある。すぐに対応できるように準備する。	灌流液の圧は出血が収まれば元に戻す。圧が高いままだと肘も腫れやすくなる。	そろそろ手術も終盤。終わり間際に新しい灌流液をセットしないように注意する。	場合によっては術後にシーネ固定をする。すぐに対応できるように準備しておく。

第2章 肩～肘の手術

これだけ！準備器械・物品（セット中心）

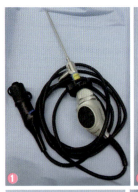 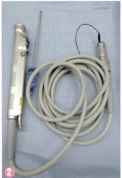 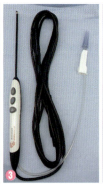 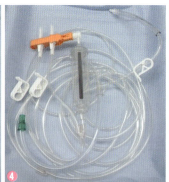

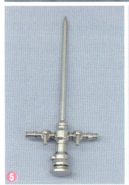 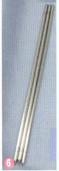 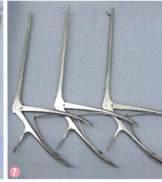

★準備器械
❶関節鏡セット（4.0mm鏡視管）　❷電動シェーバー　❸電気蒸散機器　❹イリゲーションチューブ　❺外套管　❻鈍棒（スイッチングロッド）　❼ヘルニア鉗子（2、3、4mm）

①関節鏡（カメラ）
　肘の関節鏡のカメラのサイズは2.7mmのものもあるが、膝と同じ4mmサイズを用いている。カメラは0°（直視鏡）、30°斜視鏡、70°斜視鏡の3種類が存在するが、基本的には30°斜視鏡を用いる。

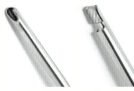

シェーバー　　アブレーダー

②電動シェーバー
　吸引器を接続して使用し、軟部組織を吸引して、シェービング（除去）する。アブレーダーを取り付けることで骨棘の切除が行える。シェーバー、アブレーダーは術者側を向くように取り付ける。

⑦ヘルニア鉗子
　先端が丸くなっており、関節内の操作の際に軟骨等の組織を傷めにくい。滑膜等の軟部組織の切除や遊離体の摘出に用いる。肘の関節鏡では2mmの小さいサイズのものを用いることが多いが、遊離体摘出時には大きめのサイズのものが有用である。

フォーカス！ 5操作の術野

①皮切、関節鏡挿入（ポータル作成）

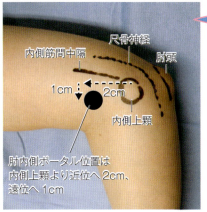

〈右肘内側〉
肩関節 ← / ↓ 手関節
内側筋間中隔／尺骨神経／肘頭／内側上顆
1cm／2cm
肘内側ポータル位置は内側上顆より近位へ2cm、遠位へ1cm

> 最初に開ける前方関節内を鏡視するための肘内側のポータル作成の位置は重要！

　肘の関節は肩や膝と比べて小さく、関節内にカメラを入れる操作が難しい。最初のカメラの挿入は手術の基本であるが、大切なポイントとなる。また、肘内側ポータルの近くには尺骨神経が走っており、神経を避けて安全にポータルを作成するには注意を要する。

器械出し＋外回り看護師のワザ

　皮切前に関節内に注射する生理食塩水を約20mL準備する。また、術者は術野から目を離したくないので、尖刃→直ペアン→鈍棒→外套管→カメラとスムーズに渡せるようにする。

🔍 この操作にフォーカス！

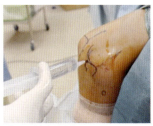

肘の関節内注射

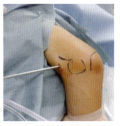

メス切離後の鈍棒挿入

②前方関節内からの観察〜③遊離体、骨棘切除

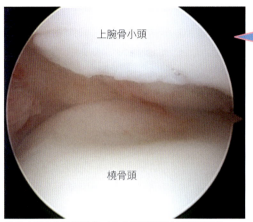

肘の内側からの鏡視像（前方関節腔の外側を観察）

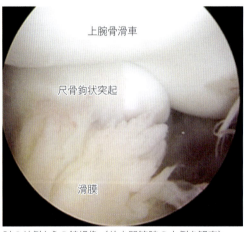

肘の外側からの鏡視像（前方関節腔の内側を観察）

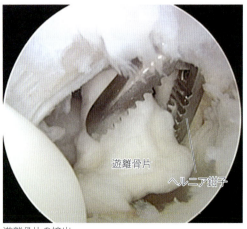

遊離骨片の摘出

> 前方関節内の遊離体を見逃さない！

　前方関節腔へのカメラ挿入時は骨棘によりカメラが蹴られてしまい、うまく入らないこともある。術前の3D-CTでカメラの進入経路の骨棘の有無等もチェックする。

　肘の内側からカメラ挿入後は、外側ポータルを作成する。まず18G針で肘外側を刺して関節内のカメラで針先を確認する。針の位置がよければ、尖刃→鈍棒を入れてからシェーバーを挿入し、関節内の滑膜等を掃除して視野を確保する。この時点で遊離体が見つかれば、ヘルニア鉗子を挿入し、速やかに遊離骨片を摘出する。

器械出し＋外回り看護師のワザ

　関節内に遊離体を見つけたらヘルニア鉗子を準備する。遊離骨片が小さい場合は2mmのヘルニア鉗子でよいが、やや大きめの場合は3〜4mmのヘルニア鉗子を使用する。さらにしっかりと遊離骨片を把持したいときは、ヘルニア鉗子よりも強く把持可能な椎間板把持鉗子等の器具を用いることもある。

🔍 ④後外側関節内からの観察、処置

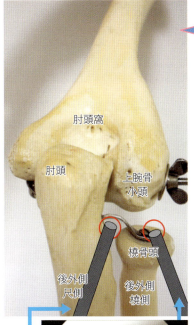

> 視野が大きく変わり、肘関節後外側の処置に移る。

肘関節後外側の橈側と尺側にポータルを作成して鏡視する。ピンク針を刺して、関節腔の方向を確認後に尖刃→直ペアン→鈍棒→外套管→カメラと挿入していく。非常にスペースが狭く、特に滑膜が多いと視野がとれないため、シェーバーを用いて十分な視野を確保する。ここで関節内に挟まり込む滑膜ヒダがみられれば、シェーバーや電気蒸散機器を用いて切除する。

器械出し＋外回り看護師のワザ

上腕骨小頭にみられる離断性骨軟骨炎の病変に対する掻爬やドリリングは、後外側から行うことが多い。このポータルからの離断性骨軟骨炎に対する処置は重要な場面となる。

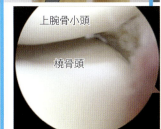

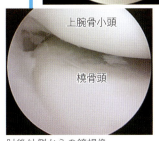

肘後外側からの鏡視像

🔍 ⑥後方関節内からの観察、処置

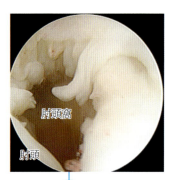

> 最後の操作部位になる。遊離体は関節内を自由に動くため、最終的にここに隠れていることもある。

後外側に入れたカメラを肘関節後方へと動かしていく（肘を屈曲位から伸ばしていきながらカメラを動かしていく）。肘後方に2カ所ポータルを作成する。ここから肘頭窩を観察し、遊離体や肘頭の骨棘の有無を確認する。肘の伸展でぶつかるような肘頭の骨棘があればノミを用いて切除する。

器械出し＋外回り看護師の ワザ

後方の処置では肘頭の骨棘をノミで落とすことがある。ポータルの大きさからも4mm幅のノミが用いやすい。

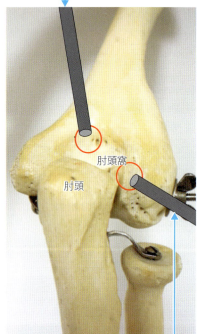

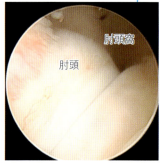

肘後方からの鏡視像

第3章

前腕〜手の手術

A 橈骨遠位端骨折に対する掌側プレート固定術

東京大学医学部附属病院 整形外科 助教　上原浩介

術前にはこれだけ！編

どんなオペ？　橈骨遠位端の骨折に対して、掌側からアプローチして整復・内固定する手術

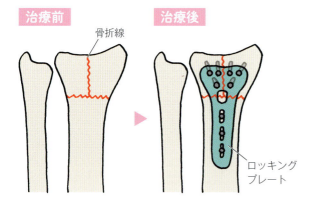

左図に示したように、治療前の骨折線は関節内に及び、橈骨は短縮している。この症例は中難易度の手術である。粉砕が強い場合や骨折線が遠位関節面から5〜7mm以内の場合には高難易度となる。

治療後、転位した骨片は整復され、掌側ロッキングプレートで内固定されている。

これだけ！データベース

- 手術時間：30分〜2時間
- 出血量/輸血の有無：50mL以下/輸血 有 **無**
- 麻酔方法：腕神経叢ブロックもしくは全身麻酔
- 主な体位：仰臥位
- 主な皮膚切開位置とアプローチ：前腕遠位掌側縦切開、Henryのアプローチもしくはtrans FCRアプローチ
- 切開手術：関節内骨折でステップオフ〔段差〕やギャップ〔開大〕を評価する場合、三角線維軟骨複合体〔TFCC〕損傷あるいは舟状月状骨〔SL〕靱帯損傷を疑う場合、関節面へのスクリュー突出の有無を評価したい場合等は、関節鏡補助下に行うこともある
- インプラント：**有** 無
- 組立器械：有 **無**

> これだけ！ 手術の知識 必修ポイント！

この手術の 目的・種類

転位した骨片を整復し、内固定することが目的である。観血的整復内固定術にあたる。

この手術の 適応疾患＆ステージ分類

AO Trauma が提唱している AO 分類がよく使われている。転位が少ないものは保存療法（ギプス、シーネ等）で治療可能である。その他の術式としては創外固定、髄内釘、鋼線挿入固定、背側プレート固定があげられ、それぞれ利点・欠点を有している。安定した成績から、多くの場合は掌側ロッキングプレートを用いた内固定が選択される。

この手術によくみられる術中・術後の トラブル・合併症

術中トラブルとしては、正中神経手掌枝損傷、橈骨動脈損傷、整復不良、関節面へのスクリュー穿破が考えられる。

術後は矯正損失、複合性局所疼痛症候群（CRPS：complex regional pain syndrome）、長母指屈筋腱断裂（water shed line よりも遠位にプレートが設置された場合に生じうる）、伸筋腱断裂（遠位骨片の背側に突出したスクリューによる）、手関節拘縮（矯正が不十分であったり、不適切なリハビリテーション、CRPS の合併等による）に注意する。

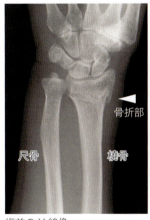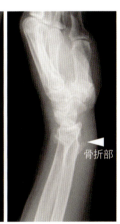

術前のX線像

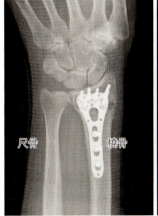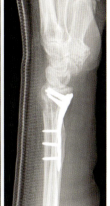

術後のX線像

ポイント解説！ 配置図&手術体位

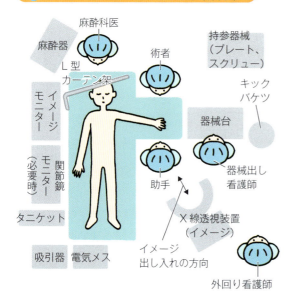

配置のポイント

　手術は座って行う。好みの問題であるが、筆者は遠位スクリューホールのドリリングやスクリュー挿入のしやすさから、左手罹患の場合には患者の頭側、右手罹患の場合には患者の腋下側に座る。前腕の回内拘縮がある場合には、左手罹患であっても腋下側に座る。

　X線透視装置（以下、イメージ）は斜めから入れれば助手や術者が立ち上がる必要はない。イメージを自身の対側に置くのを好む術者もいる。関節鏡を使用する場合には、イメージモニターと合わせて見やすい位置にセッティングしておく。プレート、スクリュー等、持参器械をたくさん使うので、それらは器械台の近くに置いておくとテンポよく手術ができる。

手術体位のポイント

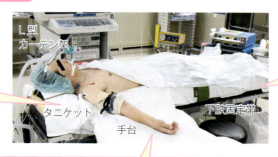

肩が過伸展し、腋窩神経がベッドに圧迫されていないかの確認が必要である。

頸椎が過伸展していないこと、下肢が固定されていることを確認する。

肩の外転が十分にできないことがあり、その場合には手台の位置を足側にずらす。また、このときに前腕の回内拘縮があるかどうかをチェックし、回内拘縮が強いなら術者は腋下側に座る。

これだけ！ 術前～術後の看護 必修ポイント！

術前訪問、セッティング時のポイント

　　患側の肩や肘の可動域を確認し、肩の外転・肘の伸展がどの程度可能なのかを評価する。ときに外固定が肘上に及んでいることがあり、その場合には肩の可動域の確認のみでよい。手指の運動制限の有無、手指のしびれや触覚鈍麻の有無を確認しておけば、術後の状態と比較しやすい。

⚠ 術後の注意点

　　全身麻酔の場合は、術直後に正中神経麻痺が生じていないかをみるために手指の屈曲を確認する。強い疼痛が生じることがあるため、併せてvisual analogue scale（VAS）で疼痛の強さを伝えてもらう。

　　タニケットを長時間使用した場合には、数時間～数日はしびれが残存する可能性がある。しびれの範囲が正中神経領域（母指－環指橈側半分）だけなのか、環指尺側や小指も含めて手指全体がしびれているのかを確認する。後者であれば、正中神経の圧迫による症状というよりはタニケットの圧迫による症状を疑う。術後訪室時にしびれの範囲・程度の変化を確認する。

整形外科医の マイ ルーティーン ✨

筆者は比較的早口であるため、手術の際にはいつもよりゆっくり話すように意識している。疲労がたまってくると、早口になってしまうのでよくない。

第3章　前腕～手の手術

術中にはこれだけ！編

ざっくり！手術のタイムライン！

時間経過	00:10 ▶	00:20 ▶	00:35 ▶	00:45 ▶
場面	①皮切	②骨折部の展開	③骨折部の整復・仮固定 🔍	④掌側ロッキングプレート設置 🔍
術者の操作	メスで皮膚を切開し、橈側手根屈筋腱の橈側から進入。	方形回内筋を切離し、ラスパトリウムで剥離して骨折部へ。	骨折部にエレバトリウムを挿入し、整復。血腫や瘢痕組織を鋭匙で除去。Kワイヤーで仮固定し、イメージで確認。	掌側ロッキングプレートを設置し、プレートをKワイヤーを用いて橈骨に仮固定する。
使用する器具	円刃。	尖刃、ラスパトリウム、シリンジ（洗浄に用いる）。	エレバトリウム、鋭匙、Kワイヤー、パワーツール。	パワーツール、Kワイヤー。
器械出し（ここで準備しておこう！）	ラスパトリウム。	エレバトリウム、鋭匙、Kワイヤー、パワーツール。	トライアルプレート。	パワーツール、ドリル先、ドリルスリーブ。
器械出し（アクション＆確認事項）	皮膚・皮下の展開には円刃や形成剪刀を用いる。	必要時には血腫をシリンジに入れた生理食塩水で洗い流す。	高齢者で欠損が多い場合、（用意していれば）人工骨を使用するかどうか確認する。	ガイドブロック（プレートに装着するガイド）を有する機種の場合、使用するかどうかを術者に確認する。使用する場合、プレートに装着しておく。
外回り看護	筋鉤や開創器は術者の好みが出やすい。必要なものを執刀前に聞いておくのもよい。	次のステップでパワーツールが必要になる。間に合うようにセッティングし、動作を確認する。	使用予定のインプラントを確認する。	粉砕骨折ではKワイヤーが足りなくなることがある。1.2～1.5mmのKワイヤーは多めに準備しておく。

00:55 ⑤ドリリング 🔍	01:05 ⑥スクリューの挿入 🔍	01:15 ⑦掌側ロッキングプレート固定	01:25 ⑧閉創
ドリルスリーブを用いてドリリングを行う。	スクリューを挿入する。	スクリューを増し締めする。イメージを用いてスクリューの関節内への突出、遠位骨片背側への突出がないか確認。可動域が良好であること、異常音がないことを確認。	方形回内筋を修復、真皮縫合の後、皮膚を閉じる。
パワーツール、ドリル先、ドリルスリーブ。	スクリュードライバー。	スクリュードライバー。	持針器。
スクリュードライバー。	増し締め用のドライバーがある機種の場合には用意しておく。	持針器、各種縫合糸。	ドレッシングに必要な軟膏、シリコンガーゼ、包帯。
使用するスクリューと挿入方法（fixed angleかvariable angleか。p.133参照）を術者に確認し、手早く器械（ドリル、スリーブ）を渡せるようにしておく。	ドリリング方向の確認にデプスゲージを用いる場合があるため、デプスゲージをタイミングよく回収する。	摘出した骨等があれば、移植骨として使用するかどうかを確認する。	持針器はマチューよりも小回りのきくヘガールがよい。
イメージの出し入れの回数が増えるので、不潔操作にならないように注意。	スクリューの種類、サイズを間違えないように注意する。手術のテンポを崩さないように手際よく行う。	スクリューの関節内への突出等があれば、入れ直す可能性がある。可能であれば、各スクリューホールに入れたそれぞれのスクリューの長さ・種類や、術野に出した順番を記録しておくとよい。	シーネ、弾性包帯、固定用のテープ等を用意しておく。放射線部に術後X線を依頼する。

これだけ！準備器械・物品（セット中心）

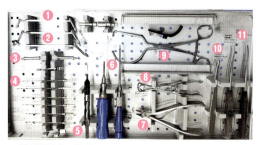

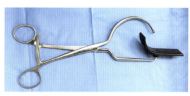

★準備器械・物品
❶近位骨片用ドリルスリーブ　❷遠位骨片用ドリルスリーブ（fixed angle用、variable angle用）　❸近位骨片用スリーブ（いわゆる煙突）　❹ドリル各種　❺デプスゲージ　❻スクリュードライバー　❼ベンダー　❽骨把持鉗子　❾プレート圧着用鉗子　❿レトラクター　⓫骨膜剥離子

プレート圧着用鉗子はプレートが遠位骨片から浮いているときに用いる。遠位におけるプレートの浮き上がりは腱断裂のリスクを高める。

★関節鏡セット

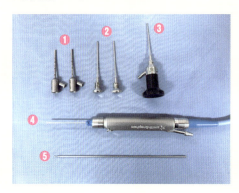

手根骨間靱帯（主にSL靱帯）やTFCC損傷が疑われる場合、関節面のギャップ（開大）やステップオフ（段差）、スクリューの関節内穿破の有無を評価する場合に用いる。
❶外筒　❷鈍棒　❸1.9mm30°斜視鏡　❹シェーバー　❺プローベ（L字フック）

🔍 フォーカス！ 4操作の術野

🔍 ③骨折部の整復・仮固定

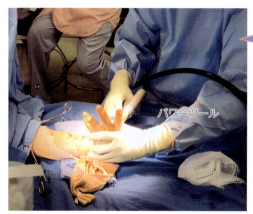

> まずは関節面を含んだ骨片を整復し、次に近位骨片と仮固定する。

手関節を掌屈、尺屈し整復した状態。仮固定をするために、1.2mmのKワイヤーを橈骨形状突起からパワーツールを用いて挿入している。左手で整復しているため、Kワイヤー挿入操作は右手のみで行う。術者もしくは助手が整復位を保持し、助手もしくは術者がKワイヤーを挿入することもある。

🔍 この操作にフォーカス！

関節内T字型骨折の仮固定の手順

① → ② 遠位骨片をまとめる → ③ 近位骨片と仮固定する

　関節内T字型骨折の仮固定の手順としては、最初に遠位骨片を整復してKワイヤーで仮固定し、それからまとめた遠位骨片を近位骨片と仮固定する。整復が困難な場合には、エレバトリウムやKワイヤーを1〜2本使い、テコの原理を用いて整復したり（カパンジー法）、掌側傾斜角を増やすために遠位骨片背側からKワイヤーを挿入しジョイスティック状に操作することがある。

　背側骨片の整復が困難な場合、必要に応じて背側に小切開をおく。ここで遠位骨片の橈側転位の矯正が不十分である場合、腕橈骨筋腱を展開しステップカット（閉創時に縫合）することがある。

器械出し看護師の ワザ

　整復のために複数の器械と各種サイズのKワイヤーを用いる可能性がある。術者が行おうとしている整復法（カパンジー法等）を事前に勉強しておくと役に立つ。

外回り看護師の ヒケツ

　インプラントには左右や近位スクリューホールの数、サイズ等、確認すべき項目が複数ある。使用しそうなインプラントに関して、執刀前に医師と打ち合わせをしておくとよい。

　整復が難しい症例では、イメージの出し入れのほかに、各種サイズのKワイヤー、ときに小骨片固定のためにファイバーワイヤ等の特殊な糸を使用する等、外回り業務が忙しくなる可能性がある。事前に医師に確認し、必要となりうる器械やその数が十分であるかどうかを確認・準備しておくとよい。

④掌側ロッキングプレート設置

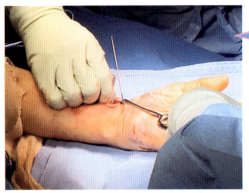

近位ロッキングホールに設置したスリーブ（いわゆる煙突）をつまみ、位置の微調整を行っている。

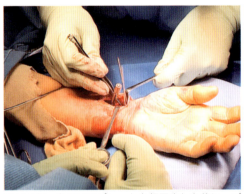

Kワイヤーを用いてプレートを仮固定した後に、プレート設置位置が適切かどうか、プレートと骨の間に筋がはまり込んでいないか等を確認している。遠位尺側骨片の固定が非常に重要であるが、プレートがはみ出すと前腕の回旋制限や術後疼痛の原因になりうる。

> プレート近位を浮かせた状態で遠位骨片を固定し、掌側傾斜をかせぐcondylar stabilizing法、先に整復を済ませるreduction first法、近位骨片から固定するbuttress法がある。

　直視、もしくはイメージで、プレートが適切な位置に設置されているかを確認する。その際に、遠位の仮固定用のホールから挿入したKワイヤーの位置を参考にし、最遠位のスクリューが関節軟骨下骨の適切な位置に設置できるかどうかを推察する。掌側傾斜が不足していると考えられた場合、condylar stabilizing法を選択することがある。プレートの近位を浮かした状態で遠位骨片を固定し、次に近位骨片を固定することで掌側傾斜を増す方法である。

　その他、先に整復を済ませてプレートを設置するreduction first法、Smith骨折で用いるbuttress法（近位のスクリューを最初に挿入し、buttress効果で遠位骨片の整復を図る）がある。

器械出し看護師のワザ

　上記の固定法により、Kワイヤー、ドリルやドリルスリーブを使用する順番が変化する。スムーズな手術のためには、パワーツールのアタッチメントを適切なタイミングで準備する必要がある。医師の会話を聞いて、どの順番でどの器具を使用するのかを想起できるよう、あ

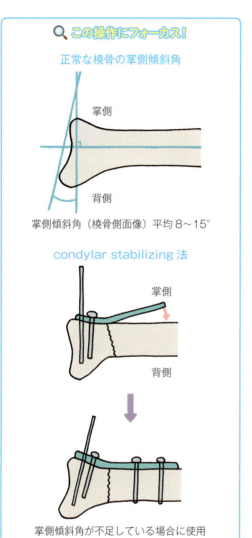

🔍 **この操作にフォーカス！**

正常な橈骨の掌側傾斜角

掌側
背側
掌側傾斜角（橈骨側面像）平均8～15°

condylar stabilizing 法

掌側
背側

掌側傾斜角が不足している場合に使用

らかじめ固定法の原理を理解しておくとよい。

外回り看護師のヒケツ

condylar stabilizing 法に関して、機種によってはプレート近位を挙上するための専用のブロックも存在するが、基本的には術者が片手もしくはデバイスを用いてプレート近位の挙上を保持していることが多い。スクリューの種類やサイズの確認、開封作業を素早く行うことで、狙いどおりの手技を遂行しやすくなる。

⑤ドリリング

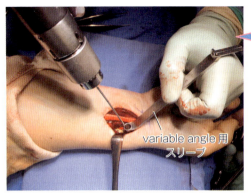

遠位スクリューホールに variable angle 用スリーブを用いてドリリングを行っている。挿入角度は本機種では15°ずつ各方向に振ることができる。

> fixed angle、variable angle のどちらを挿入するかで使用するガイドが変わる。

fixed angle（スクリューホールに向かってまっすぐに挿入）と variable angle（スクリューホールに向かって機種ごとに決められた角度の範囲で自由に挿入可能）のいずれを選択するかは、術前計画のみならず術中の判断も加わる。関節面にスクリューが突出する可能性を避けるため方向を変えたり、不安定型骨折であるため少しでも長くスクリューを入れたい場合や、狙っている小さい骨片がある場合に variable angle を選択する。そのような状況でない場合には fixed angle で入れたほうが手早く、機種によるが強度も数パーセント強いとされている場合が多い。

🔍 この操作にフォーカス！

ドリルスリーブ

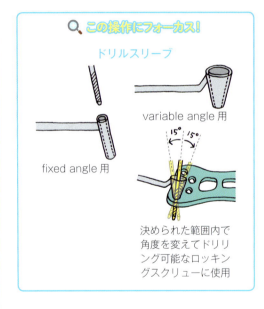

variable angle 用

fixed angle 用

決められた範囲内で角度を変えてドリリング可能なロッキングスクリューに使用

器械出し看護師の ワザ

遠位スクリューホール、近位スクリューホールでドリル径やスリーブの形状が違うことが多く、また遠位スクリューホールに関しては fixed angle で挿入するのか、variable angle で挿入するのかでスリーブが違う。使用するドリルとガイドを医師に確認し、手早く渡せるようにしておく。

外回り看護師の ヒケツ

fixed angle の場合、角度が決まっているので長さだけ決まればスクリュー挿入に至る。一方で variable angle は自由に角度を変えられる分、各々のスクリュー挿入に時間がかかる可能性がある。これらを念頭に置くことで、物品の準備をいつ行うか等、時間配分が要領よく行えるであろう。

🔍 ⑥スクリューの挿入

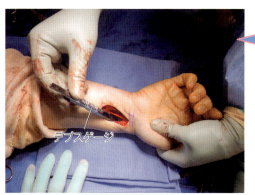

デプスゲージを用いてサイズを計測している。機種によっては近位スクリュー用と遠位スクリュー用のデプスゲージが別のことがあるので注意する。

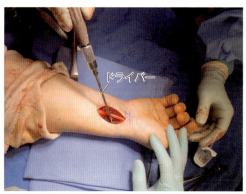

ドライバーを用いて遠位スクリューを挿入している。

> デプスゲージ計測からのスクリュー挿入は手際よく。

スクリュー挿入方向をドリリングした方向と正確に同じにするために、スクリュー挿入直前までデプスゲージを入れっぱなしにする術者は少なくない。

fixed angle で挿入するか、variable angle で挿入するか、長めで入れるか、突出のリスクを避けて短めで入れるか等、各スクリューホールに関して、術前計画に加えて術中の所見を加味して判断する。

関節面へのネジ山の突出を避ける場合や安定した骨折の場合には素早く挿入可能なロッキングピンを、骨片を引き寄せたい場合にはパーシャルスレッドロッキングスクリューを、そのほか大半の部位には（フルスレッド）ロッキングスクリューを選択する。

器械出し看護師のワザ

ほとんどの機種においてスクリューはセルフタップ（スクリュー自体がタップする機能を有している）でタップ不要であるが、近位スクリューホールに関しては、特に若年者でタップをしたほうがよい機種がある（骨折予防のため）。

スクリュー挿入方向をドリリングした方向と正確に合わせるために、術者が術野から目を切らす（目を離す）ことなくスクリューを入れられるようにスクリューを渡す（スクリューを落とさないよう注意が必要である）。スクリューヘッドの形には星型（スタードライブ）、六角、

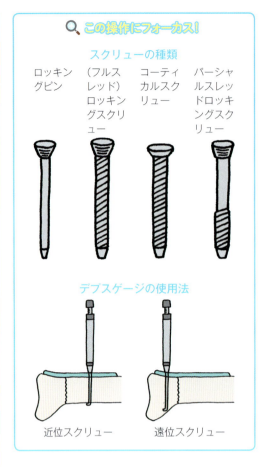

🔍 **この操作にフォーカス！**

スクリューの種類

ロッキングピン　（フルスレッド）ロッキングスクリュー　コーティカルスクリュー　パーシャルスレッドロッキングスクリュー

デプスゲージの使用法

近位スクリュー　遠位スクリュー

十字がある。

外回り看護師のヒケツ

　近位スクリューは、対側の骨皮質を確実にスクリューのネジで"かむ"ために、デプスゲージで計測した実測値よりも1〜2mm長いものを選択することが多い（機種により若干異なる）。

　一方で遠位スクリューは、背側に突出すると腱断裂のリスクが生じるため、実測値よりも短いものを選択することが多い。

B 屈筋腱縫合・移行術

NTT東日本関東病院整形外科　徳山直人

術前にはこれだけ！編

どんなオペ？
屈筋腱が断裂して指の自動屈曲障害が生じたときに、断裂腱の断端を同定し、正常な解剖学的位置関係に縫合することで手指の機能回復を目指す手術

【治療前】
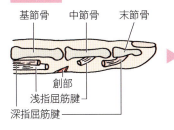
基節骨／中節骨／末節骨／創部／浅指屈筋腱／深指屈筋腱

【治療後】
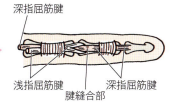
深指屈筋腱／浅指屈筋腱／腱縫合部／深指屈筋腱

各屈筋腱は創部よりも近位・遠位に引き込まれていることが多い。そのため、創部を中心に術野の拡大が必要となる。屈筋腱は浅指屈筋腱（FDS）、深指屈筋腱（FDP）があり、両者とも断裂していることもしばしばある。

本稿では、主にFDPの腱縫合について解説する。

これだけ！データベース

- 手術時間：1.5〜2時間
- 出血量/輸血の有無：30mL以下/輸血 有 **無**
- 麻酔方法：全身麻酔または伝達麻酔
- 主な体位：仰臥位。手台使用
- 主な皮膚切開位置とアプローチ：皮膚の創を利用して、通常、皮線に直交しないようにジグザグ切開により展開する。皮膚切開は腱断端の位置により適宜延長する
- 切開手術
- インプラント：有 **無**
- 組立器械：有 **無**

これだけ！手術の知識 必修ポイント！

この手術の目的・種類

　切創・刺創等の外傷により直接的に手指の屈筋腱が断裂した場合や、関節リウマチ等により屈筋腱が皮下断裂した場合に、指の自動屈曲障害が生じる。外傷等で腱が断裂した急性例では直接腱断端同士を縫合する腱縫合を行うが、受傷後に長期間経過した例では一次縫合が難しく、ほかの腱を用いた腱移植・腱移行等が適応となる。

　屈筋腱縫合術は、腱損傷の状態と部位を正確に評価し、適切な腱縫合術を行って手指の良好な機能回復を獲得するために必要な手術である。

この手術の適応疾患&ステージ分類

　適応疾患は、何らかの原因による屈筋腱断裂である。屈筋腱の損傷部位により解剖学的特徴が異なるため、図のように8つの部位に区分される。このなかで、zone Ⅱの腱断裂が最も注意を要する部位である。

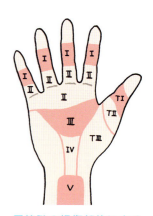

屈筋腱の損傷部位によるzone分類

この手術によくみられる術中・術後のトラブル・合併症

　術前評価として、指神経・指動脈損傷を合併していることがあるので、その有無の評価を忘れないことが重要である。もし損傷があれば、腱縫合術の際に神経・血管縫合術も併せて行うことになる（その際には手術用顕微鏡を使用）。また、術後成績に影響を及ぼす術後の最大の合併症は縫合した腱の再断裂であり、腱縫合後からシーネ固定を行うまでの肢位の保持に十分に注意する。

ポイント解説！ 配置図&手術体位

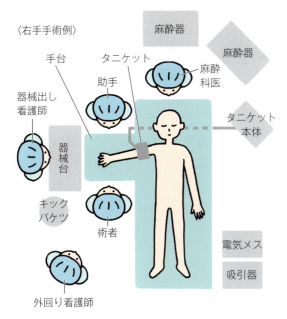

〈右手手術例〉

配置のポイント

仰臥位で行う。専用の手台と術者・助手の椅子（できれば座ったまま足で高さを変えられるもの）は必須。タニケットのカフホースは患者の上を通らないよう、手術台の下を通してカフにつなぐ。また術前に手術用顕微鏡が必要かどうか術者に確認しておく。必要時に使用可能なように、マイクロ器械と併せてスタンバイしておくとよい。

手術体位のポイント

肩は原則として外転90°で手台の上に手が入るようにする。
手台は、手術台の高さと同一になるようにセッティングし、高さ固定用の金具等がゆるんで術中に急に台が下がったりしないよう、金具等をしっかりロックしてゆるみがないことを確認する。

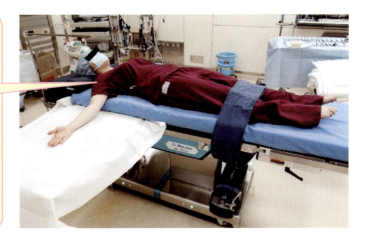

これだけ！術前〜術後の看護 必修ポイント！

術前訪問、セッティング時のポイント

　腱縫合術は縫合方法だけでなく、患者の手術に対する理解度や回復への意欲によって術後リハビリテーションにもバリエーションがあるため、その特徴や禁止動作について事前に術者に確認し、把握しておく。リハビリテーションの取り組み方により術後成績が大きく変わるため、禁止動作等について術前に患者・家族に説明する。

　術前に手に創部がある場合は、手術室入室後、麻酔が導入された後に手・上肢の洗浄とブラッシングを行うため、生理食塩水と消毒薬入り石鹸、ブラシ、膿盆等の準備をしておく。腱断裂の状態によって、腱縫合に用いる縫合糸や材料が変わることがあるため、術前に必要な物品を術者に確認しておく。

⚠ 術後の注意点

　通常、術後はガーゼをたくさん使用した bulky dressing を行っているため、手術創部の観察は不要であるが、指先部の血流状態を肉眼的に観察できることが多いので循環状態を確認する。その際、縫合した腱が再断裂する危険性があるため、決して手術した指を触って動かしたり、また患者自身に指を動かすよう命じてはならない。

整形外科医のマイ ルーティーン

　外科医なら誰しも持っているであろう愛用の解剖学書や手術書を、術前に術野を想定しながらできる限りゆったりとした気持ちで読みつつ、さまざまな損傷パターンを想起する。それらに対応する処置・手技を一度は頭のなかで確認しておくことにより、必要な物品の準備漏れが少なくなり、術中の想定外の事態を減らすことができる。結果的に、術者だけでなく器械出し看護師や外回り看護師も、心理的に安定して手術に臨めると思っている。

術中にはこれだけ！編

ざっくり！手術のタイムライン！

時間経過	00:10	00:25
場面	①皮切	②術野の展開 🔍
術者の操作	創部を利用した皮膚切開をデザインし、原則としてジグザグ切開を行う。皮弁の血行障害が起こらないようにデザインする。	指神経・指動脈を同定し、それらを避けながら腱鞘上を展開する。
使用する器具	円刃刀（No.15）、尖刃刀、スキンフック、2爪鉤、バイポーラ、アドソン有鉤鑷子、リードハンド。	2爪鉤、小筋鉤、4-0針付ナイロン糸（皮弁の固定用）、持針器、形成剪刀（直）、モスキートペアン。
器械出し ここで準備しておこう！	皮切前にリードハンドを使用する。円刃刀（No.15）、スキンフック、2爪鉤、小筋鉤、4-0針付ナイロン糸（皮弁の固定用）、持針器、形成剪刀（直）、モスキートペアン。	モスキートペアン、エレバラスパ、単鈍鉤エレバ。
器械出し アクション＆確認事項	リードハンドは皮切前に手を固定する器具であり、皮切前に使えるように出しておく。円刃刀はNo.15を用意。スキンフックも開始後すぐに使用する。	展開が進むと皮弁を固定するため4-0針付ナイロン糸を使用するので、持針器に針を把持しておいてすぐに出せるようにしておく。助手は糸を切るために形成剪刀（直）を使用する。
外回り看護	皮切前に、タニケットの加圧と時間の設定およびバイポーラの電流量の設定、フットスイッチの位置を確認する。	指神経・指動脈損傷がある場合、後で手術用顕微鏡を用いて縫合するので、その必要があるかどうか確認する。

第3章 前腕〜手の手術

00:35	00:50
③腱断端部の検索と同定	④腱の誘導と固定 🔍
腱断端は近位・遠位方向に引き込まれていることが多いので、必要に応じて術野の展開を広げる。腱断端がどこに存在するかを確認するために、腱を鑷子等で強くつまんだり等は絶対にせず、愛護的に検索する。	癒着の原因となるため、腱表面は極力把持しないように注意する。近位断端の術野への誘導は、MP関節屈曲位とし、縫合糸、注射針、各種細径のチューブ（小児用のアトム多用途チューブ等）を用いて愛護的に行い、退縮しないよう25G注射針で腱を固定する。
モスキートペアン、エレバラスパ、単鈍鉤エレバ。	津下式ループ糸（4-0）、各種細径のチューブ（小児用のアトム多用途チューブ等）、25G注射針（2本）、アドソン無鉤または有鉤鑷子。
津下式ループ糸（4-0）、各種細径のチューブ（小児用のアトム多用途チューブ等）、25G注射針（2本）、アドソン無鉤または有鉤鑷子。	針付ナイロン糸（4-0または3-0）、津下式ループ糸（4-0）、アドソン無鉤または有鉤鑷子、持針器、形成剪刀（直）。
断端部を見つけたら、術野に引き出すため各種縫合糸やチューブを腱にかけることが多いので、準備しておく。また、引き出した腱断端が退縮しないように25G注射針を使用するので、必要時にすぐに使えるように出しておく。	近位・遠位断端を術野に引き出した状態で固定後、腱実質の縫合に移る。必要な縫合糸の種類と太さを術者に確認し、持針器で針を把持しておく。
	断端腱を引き出すための方法は症例により異なることがあるので、各種細径のチューブ類が必要なときにすぐに出せるようにしておく。

01:00	01:10
⑤腱縫合（1）	⑥腱縫合（2）
縫合腱の径に応じて針付ナイロン糸（4-0 または 3-0）、津下式ループ糸（4-0）を用いて腱実質部の縫合を行う。	縫合腱の表面（周囲）を滑らかにするため、針付ナイロン糸（6-0 または 7-0）で縫合部を結節縫合あるいは連続縫合する。
針付ナイロン糸（4-0 または 3-0）、津下式ループ糸（4-0）、アドソン無鉤または有鉤鑷子、持針器、形成剪刀（直）。	針付ナイロン糸（6-0 または 7-0）、アドソン無鉤または有鉤鑷子、持針器、形成剪刀（直）。
針付ナイロン糸（6-0 または 7-0）。	バイポーラ、生理食塩水、シリンジ（20～30mL）、膿盆。
腱縫合時には助手が腱に緊張がかからない肢位を保持しており、手がふさがっているため、器械出し看護師は術者が必要な縫合糸をすぐに出せるようにしておく。	⑤の操作と同様に助手の手があいていないことがあるので、術者が縫合した糸を適切に切れるように形成剪刀（直）をすぐに出せるようにしておく。
術者が最も注意を払う場面であり、何か足りないものがあったときはすぐに対応する。	術者が最も注意を払う場面であり、何か足りないものがあったときはすぐに対応する。

第3章 前腕〜手の手術

01:20	01:30
⑦止血・洗浄	⑧閉創
タニケットを解除し、バイポーラで大きな出血点の止血操作を行い、生理食塩水で十分に創部を洗浄する。	腱縫合部に張力がかからないように、助手が肢位を保持した状態で 4-0 ナイロン糸で皮膚縫合を行う。
バイポーラ、生理食塩水、シリンジ（20～30mL）、膿盆。	4-0 針付ナイロン糸、持針器、アドソン無鉤または有鉤鑷子。
4-0 針付ナイロン糸、持針器、形成剪刀（直）、アドソン無鉤または有鉤鑷子。	ガーゼ、包帯。シーネの用意の有無も術者に確認しておく。
閉創前に、一度タニケットを解除することがある。その際は出血点を確認し、バイポーラで止血した後に創部洗浄を行うので、この段階までに生理食塩水を準備しておく。	4-0 針付ナイロン糸を用意しておく。ガーゼ、包帯も準備しておく。術後シーネ固定の有無を術者に確認しておく。
	腱縫合部に張力がはたらかないように、術後も肢位を保持することが必要であることに注意する。

これだけ！準備器械・物品（セット中心）

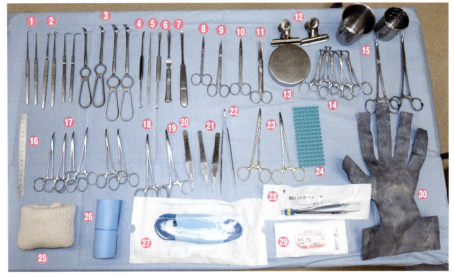

★準備器械

❶スキンフック ❷二爪鉤 ❸筋鉤各種 ❹エレバ・単鈍鉤 ❺小単鈍鉤 ❻エレバ・ラスパ ❼エレバ各種 ❽眼科用剪刀 ❾形成用剪刀（直） ❿形成用剪刀（曲） ⓫クーパー ⓬クリップ ⓭金属シャーレ ⓮布鉗子 ⓯消毒鉗子と薬杯 ⓰メジャー ⓱モスキートペアン ⓲モスキートコッヘル ⓳ペアン ⓴アドソン無鉤鑷子 ㉑アドソン有鉤鑷子 ㉒止血鑷子 ㉓持針器 ㉔メスホルダー ㉕滅菌ストッキネット ㉖エスマルヒ ㉗バイポーラコード ㉘バイポーラ鉗子 ㉙津下式ループ糸 ㉚リードハンド

フォーカス！ 4 操作の術野

②術野の展開

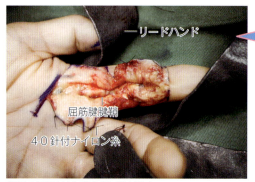
- リードハンド
- 屈筋腱腱鞘
- 4-0針付ナイロン糸

術野の展開はジグザグ切開が基本。

> 腱断裂部の位置および状態の評価と、指神経・指動脈の合併損傷の有無を判断するため、慎重にかつ正確に。

この操作にフォーカス！

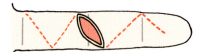

皮線（しわ）に直交しないよう、ジグザグ切開で皮膚切開を行う。

通常、断裂した腱は近位・遠位ともに引き込まれていることが多いので、適宜創部を拡大していくことになる。このとき、指神経・指動脈の走行をあらかじめ想定しつつ同定・確保していく。断裂した腱が退縮している状態で屈筋腱の腱鞘内に透見される場合もあるが、なかなか見えにくい場合もある。

器械出し看護師の ワザ

コッヘル等での盲目的な腱断端の検索は組織のダメージが大きく、癒着の原因となるので行ってはならない。術者が必要な器具がすぐ出せるようにしておくとよい。

外回り看護師の ヒケツ

繊細な操作が行われているため、指神経・指動脈損傷があった場合には手術用顕微鏡の準備がこの時点で必要となることがある。そのため、手術の進行状況に注意する。

④腱の誘導と固定

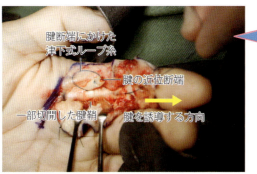

近位に引き込まれている深指屈筋腱に誘導用の糸をかけているところ。

> 屈筋腱の近位断端は、通常断裂した部位よりも近位側に引き込まれているため、愛護的に腱断端を縫合部まで誘導する。

🔍 この操作にフォーカス！

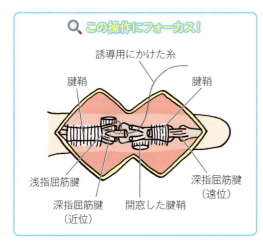

　腱の断端部を検索し、誘導する際に必要最小限、腱鞘を切開する。その際に腱が癒着する危険性が高まるため、盲目的に腱をコッヘル等で検索したりつまんだりはしない。愛護的に縫合糸や各種細径のカテーテル類（アトム多用途チューブ等）を利用して、慎重に縫合部へ腱断端を誘導する。

器械出し看護師の ワザ

　腱断端に誘導のための糸をかけるチャンスはたくさんはないので、必要な糸やチューブ等がすぐに出せるようにしておくとよい。

外回り看護師の ヒケツ

　引き続き繊細な操作が行われている。縫合前の手術の重要な過程であるため、必要時に物品がすぐに出せるようにスタンバイしておく。

⑤腱縫合（1）

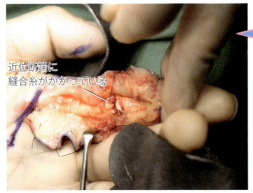

近位断端に縫合糸がかかっている

縫合方法の一例

> この手術の最も重要な手技で、術者も助手も最大限に集中している場面である。

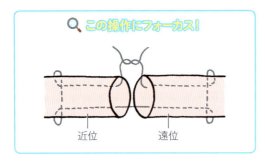

この操作にフォーカス！

近位　遠位

腱実質部を縫合するために、適切な縫合方法と糸を術者が選択するので、必要時にすぐに持針器とともに出されるのが望ましい。通常、3-0 または 4-0 針付ナイロン糸や、4-0 津下式ループ糸が使用されることが多い。

繰り返しになるが、腱を強く把持できないため、愛護的操作のもと、腱縫合部がまくれ込んだり、たわんだりしないように細心の注意を払っている。

器械出し看護師の ワザ

術者は腱縫合の手技に最大限の注意を払っているので、必要物品がこの時点ですぐに出てくるようにしておくと集中力が途切れず、操作がスムーズに進行しやすい。術者や症例により、縫合方法や選択する糸も異なることを理解しておく。これらのことが、良好な術後成績に直接つながることを意識する。

外回り看護師の ヒケツ

引き続き繊細な操作が行われている。手術の最重要場面であるため、必要時に物品がすぐに出せるようにスタンバイしておく。

⑥腱縫合（2）

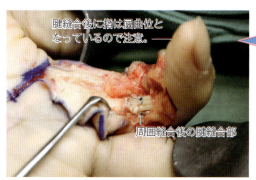

腱縫合後に指は屈曲位となっているので注意。

周囲縫合後の腱縫合部

腱の縫合部がまくれ込んだり、たわまないように、周囲を丁寧に縫合していく。

この操作にフォーカス！

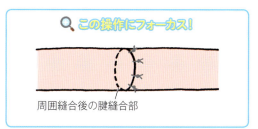

周囲縫合後の腱縫合部

> 腱実質部の縫合を終えた後に、腱縫合部を滑らかにするための周囲縫合が必要である。

　腱縫合部がまくれ込んだり、たわんだりしないように、腱実質部の縫合後に周囲縫合を追加する。通常、6-0または7-0針付ナイロン糸が使用される。このときまでに腱縫合部に張力がはたらかないように、助手が肢位を保持している。不容易に指が伸展されないように厳重に気をつけているので、器械出し看護師も気を配る必要がある。

器械出し看護師の ワザ

　術者は引き続き周囲縫合の手技に最大限の注意を払っているので、必要物品がこの時点ですぐに出てくるようにしておく。助手が使用する糸切り用の形成剪刀も、すぐに出せるようにしておくとよい。

外回り看護師の ヒケツ

　引き続き繊細な操作が行われている。手術の最重要場面であるため、必要時に物品がすぐに出せるようにスタンバイしておく。

引用・参考文献

1) 中村耕三監. 整形外科クルズス. 改訂第4版. 東京, 南江堂, 2003, 1001p.
2) 津下健哉. 手の外科の実際. 改訂第5版. 東京, 南江堂, 1974, 933p.
3) Kessler, I. The "grasping" technique for tendon repair. Hand. 5 (3), 1973, 253-5.

C 関節リウマチ患者の伸筋腱断裂に対する関節形成術

東京大学医学部附属病院医療安全対策センター講師／整形外科　手の外科診チーフ　**森崎 裕**

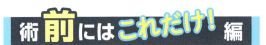

 関節リウマチの手関節変形が進み、伸筋腱断裂を生じた症例に、伸筋腱修復と同時に関節を形成する手術

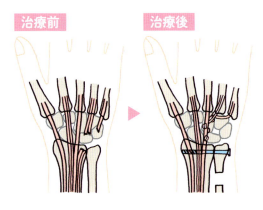

関節リウマチによる手関節の変形、特に遠位橈尺関節の破壊が進行すると、尺骨頭の背側脱臼をきたし、ときに背側を通る伸筋腱が断裂する。本手術は、原因である遠位橈尺関節の破壊に対しては、尺骨頭を用いた関節形成術（Sauvé-Kapandji法）あるいは尺骨頭を切除した切除関節形成術（Darrah法）を行い、断裂した伸筋腱には、腱移行術あるいは腱移植術を行う術式である。伸筋腱はすり切れているため、切創等による腱断裂と異なり、腱縫合では対処できない。

手術手技の難易度としてはそれほどでもないが、関節破壊の程度、伸筋腱断裂の本数によっては高難度となりうる術式である。伸筋腱再建時の緊張度の調整が、術後の伸展機能回復のキモである。

これだけ！データベース

- 手術時間：1.5〜2時間
- 出血量／輸血の有無：少量／輸血　有　**無**
- 麻酔方法：全身麻酔あるいは伝達麻酔
- 主な体位：仰臥位、肩外転位（関節リウマチ患者は肩関節の可動域が狭いことも多く、術前に確認しておく）
- 主な皮膚切開位置とアプローチ：背側弓状切開で伸筋支帯を開放し、その深部で骨・関節の操作を行う
- 切開手術
- インプラント：Sauvé-Kapandji法では、遠位橈尺関節固定の際に中空スクリューを用いることが多い
- 組立器械：有　**無**

これだけ！ 手術の知識 必修ポイント！

この手術の 目的・種類

断裂した伸筋腱の機能を再建しつつ、根本的な原因である手関節（遠位橈尺関節）病変にも対処することが目的である。

この手術の 適応疾患＆ステージ分類

適応は主に関節リウマチによる手関節変形・伸筋腱断裂である。手関節病変については関節破壊の程度よりも、疼痛等の症状に基づいて検討される。伸筋腱断裂が生じた際は、多くは尺側指から橈側指へ順番に断裂が進行していくので、1本でも断裂した場合には手術を勧める。ほかの疾患としては、橈骨遠位端骨折後、あるいは尺骨突き上げ症候群等に伴う遠位橈尺関節障害によって生じた手関節痛、腱断裂の際にも手術を行うことがある。

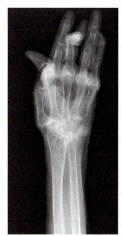
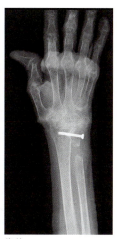

術前　　　　術後

この手術によくみられる術中・術後の トラブル・合併症

■ 術中

尺骨神経背側枝損傷、伸筋腱部分損傷の判明（移行腱として使えなくなることもある）、ワイヤーの折損、骨脆弱性による固定力不足・固定時の骨折。

■ 術後

感染、脆弱な皮膚に生じる皮膚トラブル・癒合不全、尺骨近位断端の有痛性のクリック音、腱の癒着による可動域制限。

ポイント解説！ 配置図&手術体位

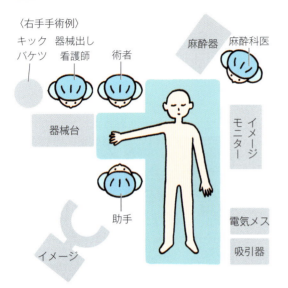

配置のポイント

通常、麻酔器は非術側へ移動させておく。X線透視装置（以下、イメージ）を出し入れするので、その動線を確保しておく。駆動器械が有線の場合は、その配置にも注意する。

手術体位のポイント

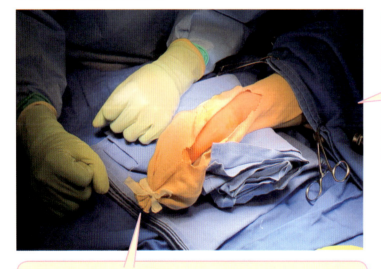

肩外転がほとんどできない患者の場合は、上記の配置図イラストのように上肢を外転できないので、患者の腹部にもたれさせて手術を行うこともある。

肩や肘の可動域制限があることも多く、その際にはフラットな手台では安定させることが困難である。手台にスポンジを乗せておき、その上から覆布をかけたり、覆布を丸めたものを術野に出し、その上に患肢を乗せて手術を行う等、症例ごとの工夫が必要である。

術前〜術後の看護 必修ポイント！

術前訪問、セッティング時のポイント

　肩関節ならびに肘関節の可動域制限は、前述のように手術体位に関わるので必ず確認しておく。関節リウマチの手指病変は両側性であることがほとんどで、左右の確認も必ず行っておく。

　関節リウマチ患者は頚椎病変を合併していることも多い。全身麻酔中の不注意な操作で頚髄損傷をきたす可能性もあり、頚部痛や手足のしびれ等の頚椎疾患を疑わせるような症状は術前に確認し、必要に応じて麻酔科医に報告する。

　伝達麻酔で行う場合には、仰臥位で2時間弱を過ごすことが可能かどうか、腰痛の有無等とともに確認しておく。頻尿だったり、腰上げが難しい患者の場合は、術中のみの尿道カテーテル留置についても本人と相談しておく。

⚠ 術後の注意点

　関節リウマチ患者は皮膚が脆弱なことがあり、駆血帯による皮膚トラブルが起こっていないかを確認する。術後は病棟で挙上指示が出ることが多いが、挙上時に肘部管の圧迫等がないかを確認する。特に伝達麻酔後は、患者自身は神経の圧迫症状を自覚できないので要注意である。全身麻酔後でも、患者自身はしびれを手術の影響ととらえて我慢することもあり、しびれの有無や指の動かしづらさ等は積極的に医療従事者から問いかけるようにする。血流障害も指先の色調で確認する。

整形外科医の マイ ルーティーン

　体調が微妙にすぐれない日は、ノリがよくなるようなハイテンポな曲を術前に聴くようにしている。イライラしていたり、興奮状態のときは気持ちが落ち着くようにクラシックを聴く。基本的に手術室では平常心、ニュートラルになるように意識して行動する。

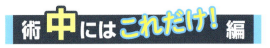

術中にはこれだけ！編
ざっくり！手術のタイムライン！

時間経過	00:15	00:25	00:35	00:45
場面	①皮切・伸筋腱の確認 🔍	②関節内滑膜切除 🔍	③尺骨頭を削る	④尺骨骨切り
術者の操作	皮膚切開を加え、伸筋支帯を露出。支帯を開放し、伸筋腱を確認し、増生した滑膜を切除して、断裂した伸筋腱を同定する。後骨間神経切除（術後の除痛目的とされる）。	伸筋腱区画の床から遠位橈尺関節を展開し、関節内の滑膜を切除して関節面を露出する。	尺骨頭の関節軟骨を除去し、海綿骨を露出させる。	尺骨頭最遠位から1.5 cmあたりで1 cmほど骨切り。
使用する器具	メス、形成剪刀、腱把持鉗子、ベッセルループ（伸筋腱をまとめるため）。	形成剪刀、ヘルニア鉗子等、滑膜を切除できるもの。	リウエル。必要時はサージエアトームと冷却用の生理食塩水を入れたシリンジ。	レトラクター（掌側の神経血管を保護）、ボーンソー。
器械出し（ここで準備しておこう！）	ヘルニア鉗子等、滑膜切除用の器具。	リウエルあるいはサージエアトーム等、骨を削る器具の確認、準備。	レトラクター。ボーンソーの動作確認。	リウエルあるいはサージエアトーム。
器械出し（アクション＆確認事項）		術者が切除した滑膜を適宜ガーゼ等で受け取っていく。	次に用いるボーンソーの種類の確認。	骨切りした骨片を後に移植骨として用いるか確認。
外回り看護		摘出した滑膜組織を病理検体として提出するか確認。	ボーンソーの種類を確認後、術野に出す。	ボーンソー、サージエアトーム等、複数の駆動機器を用いる際は、接続の確認をしておく。

第3章 前腕〜手の手術

00:55	01:05	01:25	01:40
⑤橈骨を削る	⑥スクリュー固定 🔍	⑦関節包を閉鎖し、伸筋腱移行 🔍	⑧伸筋支帯修復、皮膚縫合
橈骨側の軟骨の除去、海綿骨の露出。	ガイドワイヤーを刺入し、長さを計測。引き続き中空ドリルで下穴を作成し、スクリュー設置。	関節包を縫合閉鎖。断裂した伸筋腱を、損傷していない腱（隣接指伸筋腱あるいは固有示指伸筋腱）に移行、あるいは長掌筋腱を用いて腱移植。編み込み縫合という方法で縫合する。	伸筋支帯を縫合修復し、皮下・皮膚縫合。
リウエルあるいはサージエアトーム。	ガイドワイヤー、仮固定用のKワイヤー、中空ドリル、スクリュー。	腱通し鉗子、縫合糸。	縫合糸、必要時は創傷閉鎖用ドレッシング材（ステリストリップ™）。
仮固定用のKワイヤー、インプラントガイドワイヤー、インプラントの準備。	関節包閉鎖のために用いる縫合糸、腱通し鉗子。	皮下・皮膚縫合糸の確認。	
	スクリューの長さを計測。		ドレッシング材の確認（固着防止材、軟膏、ガーゼ、包帯等）。
	イメージの出し入れ。不潔操作にならないように注意する。計測された長さのスクリューを術野に出す準備。		術後の外固定の準備（シーネ、ギプス等）。

これだけ！準備器械・物品（セット中心）

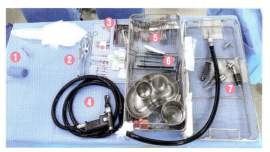

★当院の手のセット
❶エスマルヒ、❷筋鉤、❸形成剪刀（2種類）、❹パワーツール、❺小さめの鉗子類、❻メジャー・メスホルダー、❼パワーツール接続

器械確認のポイントとしては、当然であるが、サージエアトーム、ドリル等のパワーツールの動作確認が肝心である。Kワイヤーやガイドワイヤー、ドリル等は試運転を行い、ワイヤー、ドリルの回転軸がブレないことをしっかりと確認する。

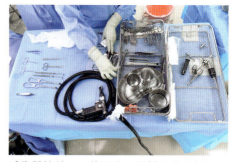

手術開始前に、使用する器械を術者側にピックアップしておくとスムーズである。

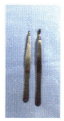

小骨用のレトラクターがあると尺骨骨切り時に便利だが、ない場合はエレバトリウム等で代用できる。

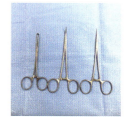

腱通し鉗子や腱把持鉗子も、あると腱の操作が容易となる。

フォーカス！ 4操作の術野

①皮切・伸筋腱の確認

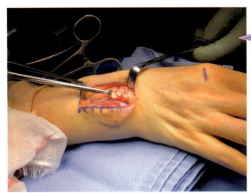

腱把持鉗子を用いて断裂腱を牽引している

> 断裂腱とその機能の確認。予想どおりの腱が断裂しているのか、また、再建はどの断裂腱を行うべきかを判断する。

　腱周囲の増生した滑膜を切除し、断裂腱を確認している。また、同時に残存腱の損傷の程度を確認し、腱移行に耐えうるかどうかを判断する。本症例では、環指・小指の総指伸筋腱を牽引することで、環指・小指いずれのMP関節も伸展可能であることが確認された。固有小指伸筋腱の再建は必須ではないと判断できる。

器械出し＋外回り看護師の ワザ

　滑膜切除ではpiece by pieceに切除するので、テンポよく術者の鑷子から切除した滑膜を取り去る。その隙間を縫って、腱把持鉗子、さらには続く骨の操作の器械準備も行う。

この操作にフォーカス！
断裂腱の確認

- 腱把持鉗子
- 開放した伸筋支帯
- 伸展する小指MP関節
- 断裂した腱（環指・小指総指伸筋腱）

第3章　前腕〜手の手術

②関節内滑膜切除

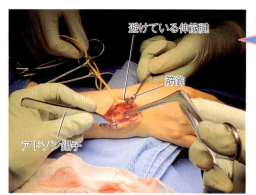

ヘルニア鉗子を用いて滑膜を切除している

腱に引き続き、遠位橈尺関節内の滑膜も切除する。除痛効果もあり、大切なステップ。

関節炎が残存している症例が多く、関節包を開放すると、滑膜が充満していることが多い。滑膜はつかみどころがなく、ヘルニア鉗子のような鈍的に把持できる器具が使いやすい。掌側や遠位（橈骨手根管関節）から滑膜を引きちぎるように切除していく。

器械出し＋外回り看護師のワザ

前項と同様、テンポよく術者から切除滑膜を受け取る。集めた滑膜は、引き続き出てくる骨組織とは別にしておく。滑膜は病理検体として提出し、骨組織は後で骨移植に用いることがある。

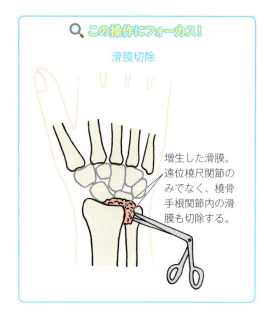

この操作にフォーカス！
滑膜切除

増生した滑膜。遠位橈尺関節のみでなく、橈骨手根関節内の滑膜も切除する。

⑥スクリュー固定

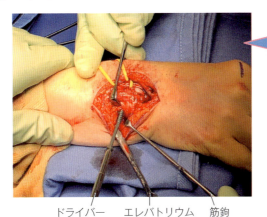

ドライバー　エレバトリウム　筋鉤

> 脆弱な骨にスクリューを入れる。空回りや入れすぎ等、潜在するトラブルが多数あり、気を遣う。

🔍 この操作にフォーカス！

スクリュー刺入
- ドライバー
- ガイドワイヤー
- 中空スクリュー
- ガイドワイヤー

第3章　前腕〜手の手術

　ガイドワイヤー刺入から、ドリリング、スクリュー固定と、関節操作の山場である。ドリリング時のワイヤー折損、スクリューの空回り、尺骨頭内部へのスクリューヘッドの迷入、長すぎるスクリューによる橈側皮質骨穿破等を意識しながら手技を行う。ドリル、スクリュー刺入の際は助手による軟部組織の保護も肝心で、術者・助手いずれも目を離せない。

器械出し＋外回り看護師の ワザ

　術者へのドリル、スクリュー、ドライバーの手渡しはもちろん、助手への筋鉤やエレバトリウムの手渡しをいかにスムーズに行うかがキモである。特に術者は術野を見続けたままでの操作が望ましく、出された手に使いやすいように器具を渡すことができると完璧。

🔍 ⑦関節包を閉鎖し、伸筋腱移行

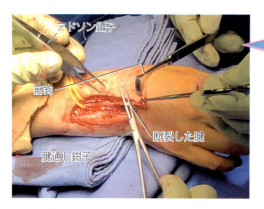

断裂腱を健常な腱に編み込み縫合を用いて移行することで、伸筋機能を再建する。

断裂腱の編み込み縫合。写真のように腱通し鉗子を用いると簡便だが、腱通し鉗子がない場合は、尖刃でスリットを作成し、モスキート鉗子を用いて腱を誘導する。3回編み込みをするが、途中で腱の緊張を確認し、縫い直すこともある。

器械出し＋外回り看護師のワザ

腱通し鉗子は先端が尖っており、手渡し・受け取りの際は針刺し事故に注意が必要である。1回の編み込みごとに3回縫合する等、術者のリズムを把握して、腱通し→針糸と手渡していく。

🔍 この操作にフォーカス！

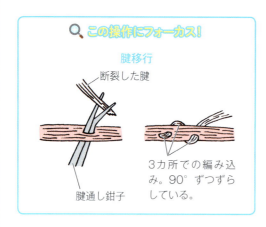

D 手根管症候群に対する手根管開放術

東京都立広尾病院整形外科部長　川野健一

術前にはこれだけ！編

どんなオペ？
手関節部にある手根管というトンネルの屋根の部分にあたる横手根靱帯を切離して、手根管内で絞扼された正中神経を除圧する手術

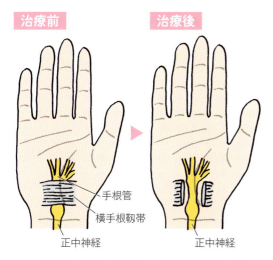

治療前／治療後　手根管／横手根靱帯／正中神経

■ 手根管開放前
手根管というトンネルに正中神経や手指の屈筋腱が走行しており、横手根靱帯がその屋根の部分を形成している。屈筋腱の滑膜の浮腫等による手根管内圧の上昇や腫瘍等の占拠物が原因となり、正中神経が絞扼される。その結果、母指球筋の麻痺や母指～環指のしびれ等の神経症状を呈する。

■ 手根管開放後
手術の目的は横手根靱帯を切離し、除圧することである。靱帯の真上の手掌部に皮切をおき、靱帯や神経を直接見ながら靱帯を切離する手術（直視下手根管開放術）や、内視鏡を手関節近位から手根管内に挿入し、内側から靱帯を切離する手術（鏡視下手根管開放術）がある。超音波画像を見ながらフックナイフで靱帯を切離する方法も報告されている。

これだけ！データベース

- 手術時間：10～20分
- 出血量／輸血の有無：ほとんどなし／輸血 有 **無**
- 麻酔方法：局所麻酔
- 主な体位：仰臥位
- 主な皮膚切開位置とアプローチ：直視下手術（手掌部の2～3cm程度の縦皮切）、鏡視下手術（手関節部に1cm程度の横皮切、もしくは手関節部と手掌部の2カ所の皮切）。鏡視下手術では、関節鏡のほかに特別な外筒を使用する場合がある。
- インプラント：有 **無**
- 組立器械：有 **無**

これだけ！ 手術の知識 必修ポイント！

この手術の 目的・種類

　手根管内で絞扼されている正中神経を除圧する手術である。発症の原因としては、特発性（女性ホルモンとの関連も示唆されている）のものが最多であるが、透析の合併症、手の使いすぎ、腫瘍、筋肉の奇形等さまざまである。診察による神経学的所見や電気生理学的検査により診断を確定する。

　手術は直視下手根管開放術と非直視下手根管開放術（内視鏡下やエコーガイド下等）に分けられる。発症原因により手術方法を使い分けることがある。

この手術の 適応疾患＆ステージ分類

　手根管症候群のなかでも、重症例（母指球筋の萎縮のあるもの）や保存療法抵抗例に手術を行う。

この手術によくみられる術中・術後の トラブル・合併症

　まれではあるが、手術操作によって神経、血管、腱の損傷が起こることがある。特に内視鏡を用いた手術は、手順は簡単であるが、より習熟度が要求される。

ポイント解説！ 配置図&手術体位

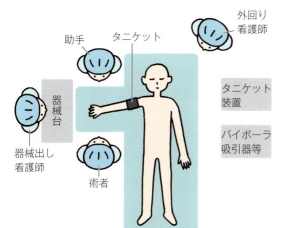

配置のポイント

仰臥位で、手台により患肢を体幹に対して直角に広げる。術者と助手が対面に座り、その中間に器械出し看護師が座る。

鏡視下手術の場合は、上肢の長軸に沿って内視鏡を挿入するため、その方向にモニターを設置する。したがって、器械出し看護師は術者の背後の位置となる。

手術体位のポイント

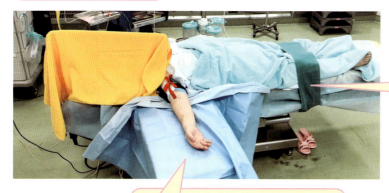

局所麻酔の手術であり、体幹は軽く固定する程度でよい。

通常の手の外科手術と同じく、仰臥位で体幹と健側の上肢を軽く固定する。

これだけ！ 術前〜術後の看護 必修ポイント！

術前訪問、セッティング時のポイント

　通常の手外科手術と異なる器具が必要かどうかを確認しておく。本手術は一般的に局所麻酔で、外来手術（日帰り手術）で行われる。そのため、事前に既往症（特に循環器系）やアレルギーの有無を把握しておくとともに、術前の食事や内服薬の制限等を医師に確認しておく必要がある。

　覚醒したままの手術であり、術中は患者の不安を取り除くような声かけも必要である。術前に、手術室入室から術野の消毒等、手術の流れを説明しておくとよい。

⚠ 術後の注意点

　体位による神経障害、褥瘡がないかどうかをチェックする。タニケット、心電図、血圧計、布鉗子、L型スクリーン等による医療関連機器圧迫創傷（MDRPU：medical device related pressure ulcer）や、術後の出血や神経症状の増悪がないかについても注意する必要がある。神経ブロック（伝達麻酔）等を行った場合は、術後しばらく感覚異常が残るので注意を促す。

整形外科医の マイ ルーティーン★

　術前のイメージトレーニングが大切である。手術当日、筆者は家を出てから病院に着くまでに、頭のなかで3回手術を終わらせている。

術中にはこれだけ！編

ざっくり！手術のタイムライン！

時間経過	00:02	00:05	00:10
場面	①皮切	②横手根靱帯の露出	③横手根靱帯の切開
術者の操作	手掌部を切開。手関節部を切開（手掌部に2皮切目をおくこともある）。	皮下組織や手掌腱膜をよけて、下層にある横手根靱帯を露出。皮切から外筒、関節鏡を挿入する。	横手根靱帯遠位から、モスキートペアンやエレバトリウムで下層を剥離しながら靱帯を切離する。前腕の皮下を持ち上げて覗き込み、筋膜まで切離する。鏡視下に靱帯を切離する。
使用する器具	タニケット、バイポーラ、円刃。	筋鉤、小開創器。関節鏡、特殊な外筒。	尖刃、モスキートペアン、小エレバトリウム、形成剪刀。フックナイフ。
器械出し ここで準備しておこう！	筋鉤、小開創器。関節鏡、特殊な外筒。	尖刃、モスキートペアン、小エレバトリウム、形成剪刀。フックナイフ。	洗浄用の滅菌生理食塩水、シリンジ、縫合糸、ガーゼ、包帯。
器械出し アクション&確認事項	創のサイズで出すべき器械を考慮する。	常に台上を整理しながら、器械出しをする。	縫合糸の種類、洗浄水の量、ドレッシング材の確認。
外回り看護	タニケットが加圧されているか、抗菌薬を投与し終わっているかを確認。	患者が痛がっていないか、心電図や血圧に変化がないか、体動によるベッドからの落下の危険性がないか等を確認。	閉創時の縫合糸、ガーゼ、包帯等の準備。

＊鏡視下手根管開放術で特筆すべき部分については、赤字で表記。

00:15〜00:20

④追加操作 （神経剥離・腫瘍摘出等）	⑤洗浄、閉創
症例によっては、神経剥離、滑膜切除、腫瘍摘出等を追加する。	創を洗浄後、表皮のみ縫合する。止血の確認のために、いったんタニケットを解除することもある。術後はガーゼを指間にはさんで bulky compression dressing（手掌内に血液がたまらないよう圧迫する方法）を行うこともある。
筋鉤、モスキートペアン、マイクロセット（鑷子、剪刀）、血管テープ、神経電気刺激器等。	洗浄用の滅菌生理食塩水、シリンジ、縫合糸、ガーゼ、包帯。
	開創器のネジ、器具の破損の有無、針の数等を確認。
	タニケットの解除（必要時）。血圧の変動に注意。

これだけ！ 準備器械・物品（セット中心）

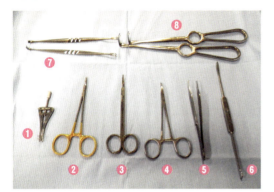

★ 直視下手根管開放術
❶小開創器 ❷ヘガール持針器 ❸形成剪刀
❹モスキートペアン ❺鑷子 ❻剥離子エレバラスパトリウム ❼2爪鉤 ❽筋鉤

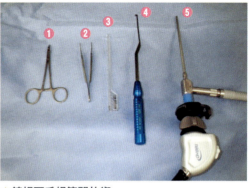

★ 鏡視下手根管開放術
❶モスキートペアン ❷鑷子 ❸特殊な外筒
❹フックナイフ ❺関節鏡

通常の手外科手術とほぼ同じである。術前の確認ポイントは次のとおり。
①小開創器：ネジ、ツメが欠けていないか、ゆるみがないか。②ヘガール持針器：チップの摩耗がないか。③形成剪刀：刃こぼれがないか、ボックス部分にひびが入っていないか。④モスキートペアン：ボックス部分にひびが入っていないか。⑤鑷子：鉤先が欠けていないか。⑥剥離子エレバラスパトリウム：ラスパトリウム側の刃こぼれがないか。⑦2爪鉤：ツメが欠けていないか。

手外科手術の器械に加え、関節鏡や特殊な器具を用意する。特殊な器具はたいていディスポーザブルである。関節鏡はコード、光学視管、コネクターをチェックする。

フォーカス！ 5操作の術野

①皮切

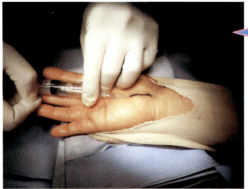

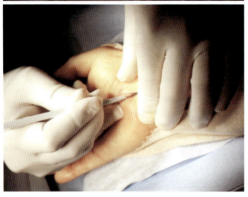

> 皮下の皮神経を損傷しないように注意する。

　メルクマールを確認し、手根管直上に皮切をデザインする。局所麻酔を十分に浸潤させる。手関節部で正中神経のブロックを行うこともある。皮切に沿って、円刃で切開する。

器械出し看護師のワザ

　麻酔使用量をチェックし、外回り看護師に報告する。注射針、メス等、危険物はすぐに片付ける。ガーゼ、モスキートペアン、筋鉤、開創器等を準備しておく。次の手技を予測し、器械を手に持っておく。

外回り看護師のヒケツ

　患者を観察し、麻酔の効き具合や血圧等をチェックする。抗菌薬の投与が終了しているか、点滴をチェックする。

この操作にフォーカス！

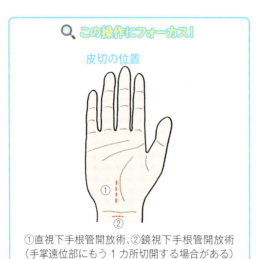

皮切の位置

①直視下手根管開放術、②鏡視下手根管開放術
（手掌遠位部にもう1カ所切開する場合がある）

②横手根靱帯の露出

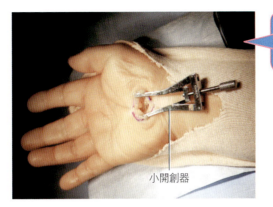
小開創器

> 横手根靱帯の近位端、遠位端の位置を確認する。

皮下を剝離し、手掌腱膜を橈側によけて、横手根靱帯を露出させる。小開創器を使用することもある。神経が横手根靱帯を下層から表面へ貫く症例がまれにあり（神経の変異）、神経を損傷しないように注意する。

器械出し看護師のワザ
尖刃、エレバラスパトリウムの準備。

外回り看護師のヒケツ
引き続き、患者の状態を観察する。

③横手根靱帯の切開

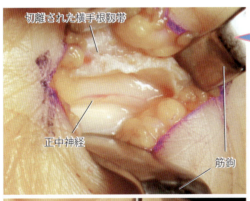
切離された横手根靱帯
正中神経
筋鉤

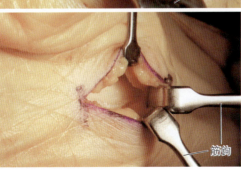
筋鉤

手関節近位まで正中神経の除圧を確認

> 内部を観察し、正中神経の状態を確認。

横手根靱帯をモスキートペアンやエレバラスパトリウムでその下層の組織から剝離し、尖刃等を用いて切開する。筋鉤で皮膚を持ち上げ、手関節部から近位まで、靱帯や筋膜の切り残しがないか確認する。

器械出し看護師のワザ
手術の展開が早いので、準備を素早く済ませておく。尖刃や形成剪刀等、すぐに手渡せるようにしておく。閉創のための準備（洗浄水、縫合糸、ガーゼ等）も行う。ガーゼカウント、血管テープ等の遺留物がないかも確認する。

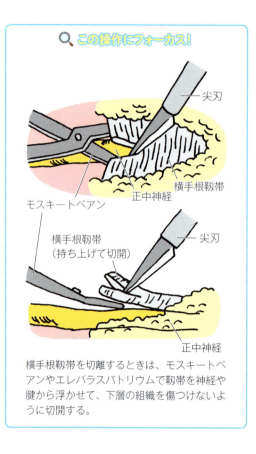

この操作にフォーカス！

横手根靱帯を切離するときは、モスキートペアンやエレバラスパトリウムで靱帯を神経や腱から浮かせて、下層の組織を傷つけないように切開する。

外回り看護師のヒケツ

閉創のための準備（洗浄水、縫合糸、ガーゼ等）。洗浄前までに出血量を確認しておく。いったんタニケットを解除する場合もある。

④追加操作、⑤洗浄、閉創

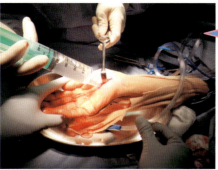

> 神経が十分に除圧されているかを確認する。

症例によっては、神経剥離、滑膜切除、腫瘍摘出等を追加する。閉創前にタニケットを解除し、出血の有無や神経内の血流を確認することもある。洗浄後、表皮のみ縫合する。術後は写真（上から3、4番目）のようなbulky compression dressing を行うこともある。

器械出し看護師のワザ

bulky compression dressing を行う場合は、さばいたガーゼを準備する。使用した器械の針先等が欠けていないか、最終的な本数等を確認する。創部をきれいに拭くため、生理食塩水で湿らせたガーゼを準備しておく。

外回り看護師のヒケツ

タニケットを解除するかどうかを術者に確認する。解除する場合は、血圧の低下に注意する。

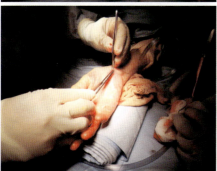

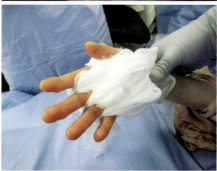

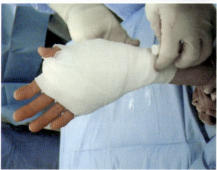

bulky compression dressing

E 舟状骨骨折に対する骨移植・骨接合術

日立総合病院整形外科主任医長　柘植信二郎

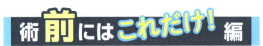

人間の手に8個ある手根骨のなかで最も骨折する頻度が高い舟状骨の骨折を、しっかりと整復し固定するための手術

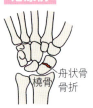

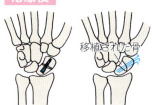

左：アキュトラック固定。転位が少ない例。
右：ワイヤー固定。転位や骨欠損が大きい例。

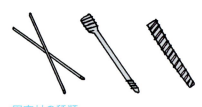

固定材の種類
左：Kワイヤー、中：DTJスクリュー、右：アキュトラック。

骨折部の転位が少なく、骨欠損が小さい場合は固定のみ行う。固定には主に上記の3種類の固定材が用いられる。アプローチは手背か手掌であるが、近年では手背が多い。骨折部の転位が大きく、骨欠損が大きいもしくは偽関節になっている場合は主に手掌からアプローチする。固定の前に整復と骨移植（採骨は主に腸骨より）が行われる。

これだけ！データベース

【転位が少ない例】
- 手術時間：30分～1時間
- 出血量/輸血の有無：なし／有 **無**
- 麻酔方法：伝達麻酔
- 主な体位：仰臥位
- 主な皮膚切開位置とアプローチ：手背に小切開
- 透視下での小侵襲手術
- インプラント：**有** 無
- 組立器械：有 **無**

【転位や骨欠損が大きい例、偽関節例】
- 手術時間：1時間30分～2時間
- 出血量/輸血の有無：少量（採骨部より）／有 **無**
- 麻酔方法：全身麻酔
- 主な体位：仰臥位
- 主な皮膚切開位置とアプローチ：手掌
- 手関節鏡のオプションあり
- インプラント：**有** 無
- 組立器械：有 **無**

これだけ！ 手術の知識 必修ポイント！

この手術の 目的・種類

　舟状骨はその周囲の80％が関節軟骨で覆われており、骨折すると骨癒合しにくいことが知られている。通常、保存治療では8週間以上の外固定を要し、骨癒合しない場合は、短期的には手関節および母指の運動時痛、長期的には手根骨の変形性関節症を起こす。この手術では外固定の期間を短縮し、また確実に骨癒合させることを目標としている。

この手術の 適応疾患＆ステージ分類

　早期社会復帰を希望する、転位のない新鮮（受傷後6週間以内）舟状骨骨折、または1mm以上の転位や骨片間で角度のついた転位のある新鮮舟状骨骨折が適応となる。受傷から3ヵ月以上経過しても骨癒合しない偽関節はすべて手術適応である。分類としてはFilan-Herbert分類[1]がよく用いられる。

typeA：新鮮安定型。基本的には保存療法。早期の社会復帰希望者は手術の可能性あり。
typeB：新鮮不安定型。手術適応。
typeD：偽関節が確立されている。手術適応。

この手術によくみられる術中・術後の トラブル・合併症

　腱損傷、神経（特に橈骨神経背側枝）損傷、血管損傷、インプラントの関節面への突出、不十分な整復や固定、骨癒合の遷延、偽関節の形成。

術前後のX線像

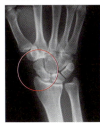
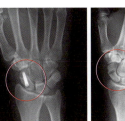
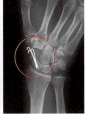

【転位が少ない例】左：術前、右：術後。　【転位や骨欠損が大きい例】左：術前、右：術後。

ポイント解説！ 配置図&手術体位

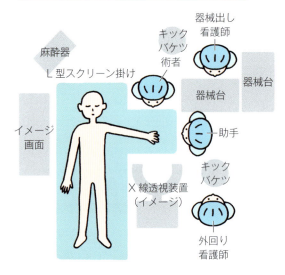

配置のポイント

　手台の周りには術者、助手、X線透視装置（以下、イメージ）が入るため、器械台は術者と助手の間に入れる。術者は右利き・背側アプローチの場合は患者の頭側、右利き・手掌アプローチの場合は尾側に座る。イメージは術者の対側に置き、助手は指の先端方向に座る。狭いスペースにイメージが入るため、不潔にならないような配慮が必要となる。キックバケツは非利き手のやや後方にあるのが望ましい。

手術体位のポイント

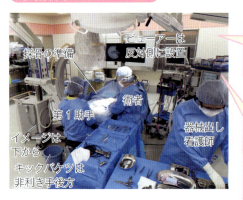

体位は仰臥位が基本。腸骨から採骨を行う場合は、採取予定の腰の下にスポンジを置き、腸骨が前方に出て採取しやすいようにしておく。

手関節を掌屈または背屈させてガイドワイヤーを打つ必要があるので、清潔な布を丸めて使うか、小さな台が必要になる。

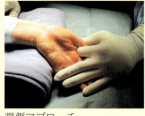
掌側アプローチ

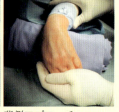
背側アプローチ

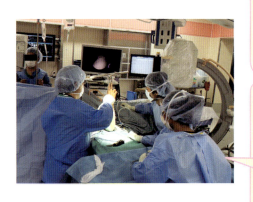

★ **手関節鏡の使用**
施設によっては関節鏡を併用する場合がある。関節鏡は合併する損傷の評価や低侵襲での骨折部の新鮮化、インプラントの関節内への突出の評価を行うことができる。手関節鏡の併用は狭いスペースにさらに手関節鏡用の器械を設置することになるため、配置をしっかりと決めておく必要がある。

これだけ！ 術前〜術後の看護 必修ポイント！

術前訪問、セッティング時のポイント

　　骨移植を行わない場合は覚醒下での伝達麻酔手術になるため、手術時間内での仰臥位が可能か術前訪問時に確認する（腰痛を訴える人が多い）。腰痛が強い場合は、体圧分散マットレスの使用を考慮する。また、肩の可動域も確認する（外転90°程度は必要）。

　　骨移植を行う場合は全身麻酔が基本だが、その際は術中の腓骨神経麻痺のリスクの評価のために、仰臥位・安静時での下肢の外旋の程度を把握する。外旋が強く、腓骨頭が圧迫される場合は術前のセッティングでしっかりと腓骨頭を除圧しておく必要がある。

⚠ 術後の注意点

■ 術直後

　　麻痺がないかどうか、手足の動きを確認する。仰臥位で背部に異常がないか（特に仙骨部や手台への移行部位での皮膚のこすれ・褥瘡に注意）、タニケット装置部位での皮下出血やタニケットの送気管の接合部位での皮膚潰瘍に注意する（この部位は術前に綿で巻いておくとよい）。

■ 術後訪問時

　　術前後の比較で、肩の痛みの増強や下肢のしびれ、麻痺等の出現がないかを確認する。

整形外科医の マイ ルーティーン★

　　皆さんは学生時代に何かスポーツの経験があるだろうか？　筆者はバスケットボールをしていたが（決してうまいほうではなく、ベンチウォーマーである）、試合前に必ず行っていたことがある。セットプレーの確認と、トイレに行くことだ。それはある意味、今も同じである。

　　手術はミスの許されない試合のようなものである。術直前には、解剖学の本を眺めながらイメージトレーニングをする。わかっていることでも再度確認することで心を落ち着かせ、また欲求がなくてもトイレに行っておくことで体の平安を保つ。心身両面から平安を得て、細心の注意を払い、それぞれは平凡な手技を1つずつミスなく地道に積み上げていく。

　　試合は手術に変わったが、一抹の不安を抱きながらもそれを打ち消す自負と気力をもって臨むという意味では、学生時代と何ら変わらないルーティーンである。

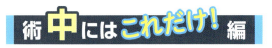

ざっくり！手術のタイムライン！【転位が少ない例】

時間経過	00:15	00:30
場面	①セッティング	②ガイドワイヤー刺入
術者の操作	イメージのセッティング、刺入部位の確認、骨折部の転位の再確認。	小切開してガイドワイヤー刺入。刺入位置をイメージで確認。
使用する器具	イメージ、清潔な布もしくは小さな台。	ガイドワイヤー、ワイヤー刺入用のパワーツール。
器械出し（ここで準備しておこう！）	15番メス、ガイドワイヤー、ワイヤー刺入用のパワーツール。	インプラント、専用ドライバー。
器械出し（アクション＆確認事項）	ガイドワイヤーのサイズとパワーツールの動作確認。	インプラント、専用ドライバーのサイズ確認。
外回り看護	タニケットの加圧、イメージの位置を調節（施設によっては放射線技師により行われる）。イメージのフットスイッチを術者の踏みやすい位置に配置。	使用するインプラントの種類とサイズを確認する。

00:45 ③インプラント挿入	01:00 ④最終確認
ガイドワイヤーに沿ってインプラント挿入。	インプラントの位置をイメージで確認し、よければ閉創する。
インプラント、専用ドライバー。	イメージ、縫合糸。
縫合糸、ドレッシング材の確認と準備。	器械台の上を整理してカウントの準備。
縫合糸、ドレッシング材の確認。	術野の線入りガーゼの有無を確認。
使用したインプラントの記録およびシリアルナンバーの保存。	タニケット解除に伴う血圧低下に注意。

ざっくり！手術のタイムライン！【転位や骨欠損が大きい例、偽関節例】

時間経過	00:15	00:15	00:30
場面	①皮切	②展開	③整復
術者の操作	舟状骨の位置をイメージで確認、橈側手根屈筋（FCR）腱外側に沿って舟状骨結節を回り込むように切開する。	掌側から切開して舟状骨を露出する。	転位している骨片を整復して仮固定を行い（ワイヤーを用いることがある）、イメージで確認する。
使用する器具	15番の円刃、モスキート、形成尖刀、バイポーラ、4-0ナイロン糸。	円刃（15番）、小筋鉤、小ラスパトリウム、開創器、マーキング用の糸、バイポーラ。	イメージ、ワイヤー（0.7～1.2mm）、牽引用具（チャイニーズフィンガートラップ等）、パワーツール。
器械出し（ここで準備しておこう！）	術野の展開に備えて、小さい筋鉤やラスパトリウムを準備する。	牽引用具（チャイニーズフィンガートラップ等）の準備。	採骨の準備、円刃の交換、電気メスの準備。
器械出し（アクション＆確認事項）	極小の開創器の使用やナイロン糸での皮弁の固定の確認。	整復後に仮固定する場合はワイヤーの径の確認。	電気メス、骨蝋の使用の有無、骨ノミの大きさの確認。
外回り看護		タニケットの加圧、イメージの位置を調節（施設によっては放射線技師により行われる）。	電気メスを使用する場合はその準備。

	00:45	01:00	01:15	01:30
	④骨欠損量の測定と採取	⑤骨移植 🔍	⑥骨の固定とイメージの確認 🔍	⑦閉創
	骨欠損が大きい場合は骨欠損量を測定する。腸骨から必要な量を採取。	採取した骨を成型して欠損部に移植する。	ワイヤーやインプラントを用いて骨を固定する。イメージで確認する。	それぞれの創を洗浄して閉創する。
	スケール、骨ノミ、骨蝋、鋭匙、シャーレ。	リウエル、ボーンソー、骨ノミ、小筋鉤（スキンフック）。	ワイヤーまたはインプラント、パワーツール。	イメージ、縫合糸。
	採取した骨を清潔に保管する準備（蓋つきシャーレ）、成型する場所の確保。	イメージを入れる準備（器械台をよける）、パワーツールの準備。	洗浄、縫合の準備。	器械台の上を整理してカウントの準備。
	採骨部を閉創するか確認。閉創の場合は洗浄と縫合糸の準備。採取した骨は生食ガーゼで覆い蓋つきシャーレへ。	使用するワイヤーの径やインプラントを確認。	縫合糸、ドレッシング材の確認と準備。	術野の線入りガーゼの有無を確認。
	骨採取への動線の確保。不潔にならないよう注意する。洗浄する場合は生理食塩水を準備。ライト位置調節。	イメージの位置を調節（施設によっては放射線技師により行われる）。	使用するインプラントの種類とサイズを確認。使用したインプラントの記録およびシリアルナンバーの保存。	タニケット解除に伴う血圧低下に注意。

第3章 前腕〜手の手術

これだけ！準備器械・物品（セット中心）

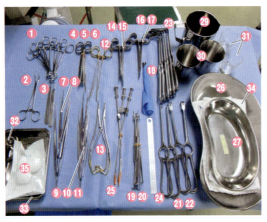
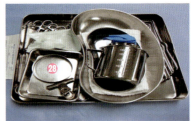
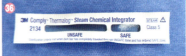

★上肢セット

①②布鉗子 ③メスの柄 ④直剪刀 ⑤メイヨー剪刀 ⑥メッツェンバーム ⑦有鉤鑷子 ⑧無鉤鑷子 ⑨アドソン有鉤鑷子 ⑩アドソン無鉤鑷子 ⑪止血ピン ⑫ヘガール持針器 ⑬マチュー持針器 ⑭曲ペアン ⑮指曲ペアン ⑯曲コッヘル ⑰指用曲コッヘル ⑱スキンフック ⑲エレフック ⑳指用2・3爪鉤 ㉑単純鉤 ㉒2爪鉤 ㉓筋鉤 ㉔メジャー ㉕吸引嘴管 ㉖㉗膿盆 ㉘シャーレ ㉙大コップ ㉚歯科用コップ ㉛硝子コップ ㉜大クリップ ㉝針入れバット ㉞ひもなしハンカチ ㉟オスバン綿球 ㊱検知カード

準備器械は基本の上肢セットに先端の細いエレバトリウム、極小の開創器、先端の小さい鋭匙およびパワーツールを追加している。

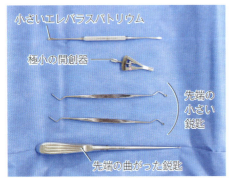
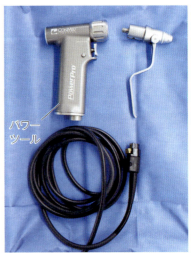

遷延治癒や偽関節等で骨掻破が必要な場合は、基本セットに加えて鋭匙を用意する。パワーツールは使用するワイヤー（主に1.0〜1.5mm程度が多い）に応じたアタッチメントを用意する。上肢セット等のセットがない場合は、最低限、剥離用モスキート、小さい筋鉤、アドソン鑷子、持針器、小さいエレバトリウム、ラスパトリウムを用意しておく。

フォーカス！ 4操作の術野

①皮切

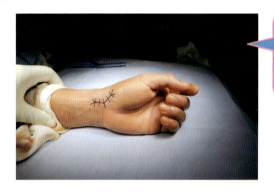

> 舟状骨の大まかな位置と皮膚切開の大きさをイメージしておく。

皮切は小さいため、切開は15番の円刃を用いる。先端の細いモスキートで展開し、止血はバイポーラや結紮で対処する。知覚神経の枝が走っているため、それらをよけながら、なるべく組織を温存してきれいな展開を行うよう心がけている。

器械出し＋外回り看護師のワザ

モスキート、形成剪刀、バイポーラを術野から目を離さずに交互に持ち替えるため、スムーズな器械出しをしてもらえるとうれしい。靱帯にマーキングのための縫合を行うこともあるので、2-0程度の糸を準備しておく。

皮切の位置や長さは術式の変化に伴い、かなり頻繁に変わる。ただ、目指す舟状骨の位置は変わらない。術式はもちろんだが、その舟状骨がどこにあり、なぜ手術をするかに興味をもち、イメージすることで手術への理解が深まる。

また、興味をもってもらうことは、術者にとって非常にうれしいことであり、術式や病状についての活発なレクチャーにもつながる。淡々と手術をこなすだけでなく、手術を通じて互いにステップアップできる関係が望ましい。

この操作にフォーカス！
皮切の位置と指標

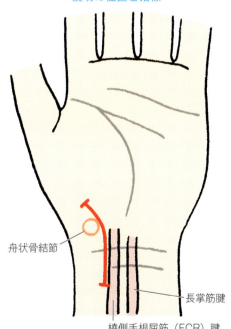

「大江隆史：舟状骨偽関節に対する手術．整形外科手術クルズス（中村耕三監修），改訂第2版，p.407，2006，南江堂」より許諾を得て改変し転載．

②展開

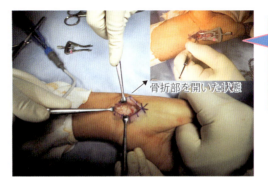

骨折部を開いた状態

> 舟状骨の整復と骨欠損量の測定のため、牽引しながら術野の視野を確保。手がもう1本欲しい。

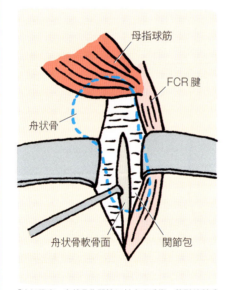

この操作にフォーカス！

舟状骨の露出

母指球筋
FCR腱
舟状骨
舟状骨軟骨面
関節包

「大江隆史：舟状骨偽関節に対する手術．整形外科手術クルズス（中村耕三監修），改訂第2版，p.407，2006，南江堂」より許諾を得て改変し転載．

舟状骨を露出し、骨折部を確認する。牽引しながら整復を行い、骨欠損の量を計測する。適切な開創器がない場合は小筋鉤を複数使用して骨折部を直視し、さらに母指を牽引して骨折部の骨欠損量を計測するため、手が足りない場合がある。そのときは小筋鉤の1つを引いてもらえると、術者の手があき、計測が可能になる。

牽引は術者もしくは第1助手が十分な強さで行い、正確な骨欠損量を計測する必要がある。移植骨が小さい場合、骨癒合不全を起こすことがある。

器械出し＋外回り看護師のワザ

"手が足りないとき"は、いきなり訪れる。だが徴候はその前に現れるので、器械出し看護師は器械台を整理しながらも術野を見てほしい。ベテランになると、術者が頼む前に「筋鉤を持ちましょうか？」と確認してくる看護師もいて、いつも感心している。

外回り看護師は採骨等で人が動くため、不潔にならないように動線をつくる必要がある。腸骨は血流豊富なため、採骨時には電気メスを使用して出血を予防する場合もある。あらかじめ対極板を貼っておくことを忘れないように。

④骨移植

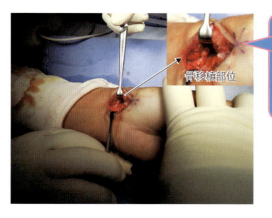

骨移植部位

十分な大きさの移植骨を骨折部にしっかりとはめ込む。骨の大きさが十分であることが、骨折部の圧着を促す。

この操作にフォーカス！

腸骨を骨移植

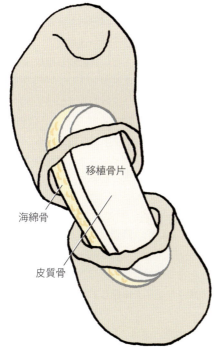

移植骨片
海綿骨
皮質骨

「大江隆史：舟状骨偽関節に対する手術，整形外科手術クルズス（中村耕三監修），改訂第2版，p.408，2006，南江堂」より許諾を得て改変し転載.

なるべく大きな骨をしっかりとはめ込むためには、十分な牽引と骨折部の展開が重要となる。牽引は母指が滑って持ちにくい場合は、チャイニーズフィンガートラップや乾ガーゼ等を用いることもある。骨折部の圧着が骨癒合に関わってくるので、この段階が手術の山場といえる。牽引とはめ込む動作は術者と第1助手が行うが、創の展開（小筋鉤による）は手を貸してもらえるとありがたい。

また、骨の縁にスキンフック等をかけて直接牽引することもあり、その準備も必要となる。骨が大きすぎる場合は素早くリウエルで骨の成型に移るため、骨を入れるシャーレ、成型用のリウエルは手近に置いておく。

器械出し＋外回り看護師のワザ

この手術の山場である。術者は手術操作に集中しており、周囲に目が向かないこともある。器械や移植骨が落下しやすい場面でもあるため、十分に注意したい。また、清潔布がまくれていたり、イメージが術野に触れていたりすることもあり、不潔になる前に対処して大ごとにならないようにする。

外回り看護師は比較的客観的に手術の観察ができるため、清潔野にいるスタッフが手術に注視しているときに全体を見て、危険を察知する係となる。

第3章 前腕〜手の手術

🔍 ⑤骨の固定とイメージの確認

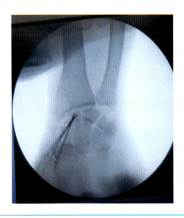

> しっかりとはまり込んだ移植骨をワイヤーで固定。関節内に入らないよう寸止めしつつ、強固に固定できるようしっかりと入れる。

🔍 この操作にフォーカス！

Ｋワイヤーでの骨の固定

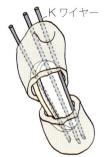

Ｋワイヤー

「大江隆史：舟状骨偽関節に対する手術．整形外科手術クルズス（中村耕三監修），改訂第２版．p.408，2006，南江堂」より許諾を得て改変し転載．

骨の周囲はほぼ関節面（軟骨）であるため、イメージでいろいろな角度から確認しながら、ワイヤーが関節内に入らないように寸止めする。かなりピンポイントな範囲の作業で、非常に神経をつかう場面である。

術野とイメージ画面を交互に見ながら、パワーツールを受け取ったり戻したりを繰り返すので、スムーズな受け渡しを行い、針刺し事故等を起こさないように注意したい。中空ではないＫワイヤーは針刺しでの感染率は高くないが、使用するＫワイヤーは細いため、容易に２重手袋を貫通する。また戻ってきたＫワイヤーでの器械台の覆布への穴あけにも注意する。

器械出し＋外回り看護師の ワザ

針刺しは連携の乱れにより起きるといってもいい。順調なときよりは、手術がうまく進んでいない場合に起こりやすい。渡すとき、受け取るときの互いの一声で予防できることもある。術者にとって、ワイヤーやインプラントを待つ時間は長く感じるものである。使用すると思われるインプラントはあらかじめ幅広い種類やサイズを準備しておき、そのなかから出せると俊敏な対応が可能となる。

いくつかのものを同時に出すように言われたときは、「まずは○○を出します」と声をかけると必要な順番を確認しやすい。

引用・参考文献

1) Filan, SL. et al. Herbert screw fixateon of scaphoid fractures. J Bone Joint Surg Br. 78 (4), 1996, 519-29.
2) 大江隆史．"舟状骨偽関節に対する手術"．整形外科手術クルズス．改訂第２版．中村耕二監修．星地亜都司ほか編．東京，南江堂，2006，406-9.

F 手関節鏡視下手術（三角線維軟骨複合体の鏡視下部分切除術・鏡視下 transosseous 縫合術）

第3章 前腕～手の手術

国際医療福祉大学医学部整形外科学教授・山王病院整形外科部長　中村俊康

術前にはこれだけ！編

どんなオペ？

断裂している三角線維軟骨複合体（TFCC）に対して、損傷部が線維軟骨部であれば鏡視下に損傷部周囲を部分切除する手術（鏡視下 TFCC 部分切除術）、損傷部が辺縁部であれば損傷部を関節包に縫合する手術（鏡視下 TFCC capsular 縫合術）、損傷部が橈尺靱帯部であれば鏡視下に尺骨頭に縫着する手術（鏡視下 TFCC transosseous 縫合術）

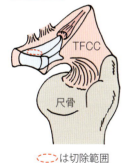

治療前

鏡視下 TFCC 部分切除術

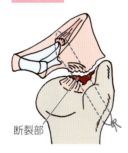

治療後

鏡視下 TFCC transosseous 縫合術

鏡視下 TFCC 部分切除術は TFCC の軟骨部分を最小限切除する。一方、鏡視下 TFCC capsular 縫合術では関節包から剝脱している TFCC を関節包に縫合し、鏡視下 TFCC transosseous 縫合術では尺骨から剝脱している橈尺靱帯を TFCC ごと尺骨に縫着する。

鏡視下 TFCC 部分切除術が最も操作が簡単で、鏡視下 TFCC transosseous 縫合術が最も難しい。本稿では主にこの2つの手術について解説する。

これだけ！ データベース

- 手術時間：鏡視下 TFCC 部分切除術では 15 分程度、鏡視下 TFCC capsular 縫合術では 20 ～ 30 分程度、鏡視下 TFCC transosseous 縫合術では 30 ～ 60 分程度
- 出血量 / 輸血の有無：ほぼゼロ / 輸血 有 **無**
- 麻酔方法：基本的には全身麻酔。斜角筋ブロックでの手術も可能
- 主な体位：仰臥位
- 主な皮膚切開位置とアプローチ：鏡視下 TFCC 部分切除術と鏡視下 TFCC capsular 縫合術では関節鏡は 3-4 ポータルから、手術器械は 6R ポータルから挿入する。鏡視下 TFCC transosseous 縫合術では関節鏡を 3-4 ポータルまたは DRUJ-d ポータルから、手術器械は 6R ポータルおよび DRUJ-u ポータルから挿入する
- 鏡視下手術　　インプラント：有 **無**　　組立器械：**有** 無

これだけ！ 手術の知識 必修ポイント！

この手術の目的・種類

　鏡視下 TFCC 部分切除術の目的は、除痛と引っかかっている断裂 TFCC を切除（摘除）することによる回内外可動域の改善である。一方、鏡視下 TFCC capsular 縫合術と鏡視下 TFCC transosseous 縫合術の目的は、除痛および不安定になった遠位橈尺関節の安定化である。断裂部位により、関節包に縫着するか（capsular 縫合術）、橈尺靱帯を TFCC ごと尺骨小窩に縫着する（transosseous 縫合術）[1]。

この手術の適応疾患&ステージ分類

　鏡視下 TFCC 部分切除術の適応疾患は、Palmer 分類[2]の外傷性 1A および 1D 損傷（TFCC slit 損傷や flap 損傷）である。

　一方、鏡視下 TFCC capsular 縫合術の適応疾患は Palmer 分類の外傷性 1B 損傷（TFCC 辺縁損傷）で Atzei 分類[3]の class1 である。

　鏡視下 TFCC transosseous 縫合術は、橈尺靱帯の小窩部での裂離損傷である Atzei 分類[3]の class2 と 3 である。

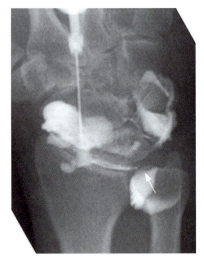

鏡視下 TFCC 部分切除術の術前関節造影：橈側に slit 損傷がある（白矢印）。

この手術によくみられる術中・術後のトラブル・合併症

　手術操作に慣れればトラブルや合併症は生じないが、まれに起こる術中のトラブル・合併症としては、ポータルの作成位置不良による鏡視視野不良や手術器械の操作性不良、手術器械と関節鏡が接触することによる関節鏡レンズのスクラッチがあげられる。また、関節鏡の内径が1.9mmと細いことにより、無理な手術操作やほかの手術器械を関節鏡に乗せてしまうことに伴う関節鏡の折損や曲がり、誤ったポータル作成による伸筋腱損傷等が起こりうる。

　術後の合併症としては、TFCC縫合術で手関節に無理な力がかかった場合（転倒等）、縫合糸の断裂が生じることがある。

ポイント解説！ 配置図&手術体位

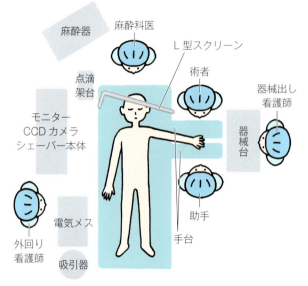

配置のポイント

　仰臥位で、手を垂直に牽引して手術を行う。頭部の健側寄りに麻酔科医が位置し、気管チューブは健側の口角に固定するとよい。健側からL型スクリーンを立てる。

　術者は患肢頭側、助手は患肢尾側に座る。器械出し看護師は患肢の遠位で、術者と助手の間に器械台を置き、その向こうに座る。モニターやCCDカメラ本体等が入ったカートは健側の頭側寄りに置き、その尾側には電気メスと吸引器を設置する。

手術体位のポイント

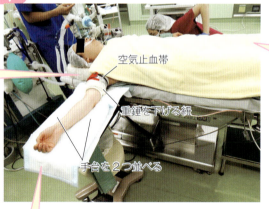

空気止血帯を上腕に装着し、空気止血ポンプと接続する。

手術体位は仰臥位で、全身麻酔下で行う。健側肢と腹部をバンドで固定する。

手術台に手台を2つ垂直に固定し、間を少しあけて、その間に上腕にかけたテープを通す。この紐には術中に重錘を吊るす。

これだけ！ 術前～術後の看護 必修ポイント！

術前訪問、セッティング時のポイント

術前訪問時には手術時間が短いこと、鏡視下TFCC部分切除術の場合には術後外固定の必要がなく、弾性包帯固定で済むこと、術創が約3mmと小さく、通常3カ所の皮膚切開で済むことを説明する。鏡視下TFCC縫合術の場合には術後外固定が必要で、肘上固定を2週間、肘下固定を3週間行うこと、関節鏡の術創以外にTFCCを縫合するために約10mmの小皮切が必要なこと等を説明しておく。

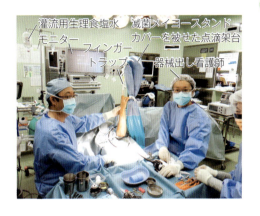

手術器械のセッティングでは、滅菌が済み覆布をかぶせたら、点滴架台に滅菌のメイヨースタンドカバーをかぶせ、患肢手台のすぐ尾側に設置する。患肢の示指・中指に滅菌したフィンガートラップを設置し、紐でメイヨースタンドカバーをかぶせた点滴架台に患肢を吊るす。術者からそれぞれのシェーバー、吸引管、光源コード、CCDカメラのコードを外回り看護師が受け取り、シェーバー本体、吸引器、光源、CCDカメラの本体に接続する。

さらに関節灌流用に500mLの生理食塩水バッグを別の点滴架台にぶら下げ、滅菌の点滴コードを術者から受け取り、生理食塩水バッグにつなぐ。以上で準備が完了する。

⚠ 術後の注意点

手術部位の腫脹軽減のために患肢を挙上することで術後に疼痛や神経障害などが生じる恐れを軽減するため、すぐに指を動かすことを説明する。斜角筋ブロック等の疼痛対策をしていない場合には、手指の運動性を確認する。他動的に手指を伸展させて激痛が生じないか（passive extension test）を行い、コンパートメント症候群が生じていないかを確認する。鏡視下TFCC部分切除術では術後すぐに手関節を動かすよう促す。

整形外科医の マイ ルーティーン

術前には「怒っても他人の動作は早くならないし、自分の操作も早くならない」と心のなかで自分に言い聞かせている。術前の画像を見ながら、頭のなかでシミュレーションしておくと、スムーズに手術ができる。

術中にはこれだけ！編

ざっくり！手術のタイムライン！

鏡視下 TFCC 部分切除術と
鏡視下 TFCC transosseous 縫合術

時間経過	00:01	00:02	00:10	00:12
場面	①駆血＆皮切	②橈骨手根関節鏡挿入	③TFCCの部分切除 🔍	④遠位橈尺関節鏡挿入
術者の操作	上肢を駆血。3-4 ポータルに皮切。	橈骨手根関節を鏡視。	6Rポータルにプローブを挿入。TFCCにslit損傷があれば、シェーバーで通し、TFCCを貫通させる。	遠位橈尺関節を鏡視。橈尺靱帯をチェック。靱帯に問題がなければ手術終了。損傷があれば縫合術。
使用する器具	尖刃（No.11）、曲がりモスキートペアン、生理食塩水入り注射器。	1.9mm 外筒、鈍棒、関節鏡。	バスケットパンチ、シェーバー、高周波電気蒸散装置。	関節鏡、23G注射針（靱帯チェック用）。
器械出し ここで準備しておこう！	関節鏡のセッティング、シェーバー、エスマルヒ、吸引チューブ、灌流装置、生理食塩水入り注射器。	シェーバーに full radius カッターを設置。	23G注射針（靱帯チェック用）。外筒に鈍棒を設置。	シェーバー。必要に応じて小鋭匙。
器械出し アクション＆確認事項	関節鏡用のCCDカメラ組み立て。外筒管、鈍棒の曲がりチェック。	シェーバーの吸引を確認。	遠位橈尺関節鏡視の準備。	手術終了か靱帯縫合かを術者に確認する。
外回り看護	タイムアウト。重錘が床についていないか確認。	モニターのホワイトバランスやズーム倍率の確認。ビデオ動画撮影開始。	シェーバーの足踏みの位置決定。	ドリルガイドを器械出し看護師に渡す。

00:20	00:25	00:30	00:45
⑤小窩部の新鮮化	⑥ドリルガイド設置 🔍	⑦平行骨孔作成 🔍	⑧鏡視下 TFCC transosseous 縫合 🔍
シェーバーで小窩部を新鮮化。	橈骨手根関節を再鏡視。6Rポータルにドリルガイドを設置。	尺骨尺側を展開、平行骨孔を作成する。	鏡視下に TFCC を縫合する。2つの骨孔内に 4-0 ナイロンループを通した 21G 注射針を刺入し、TFCC を貫通させる。2つのループを 6R ポータルから引き出し、このループに 3-0 バイクリル糸を設置、ループを尺骨側から引き出して TFCC を小窩に縫合する。
シェーバー、小鋭匙。	関節鏡、ドリルガイド。	1.6mmK ワイヤー、ドリル。	21G 注射針 2 本、4-0 ナイロンループ、3-0 バイクリル糸。
ドリルガイド。	1.6mmK ワイヤー、ドリル。	21G 注射針に 4-0 ナイロン糸でループを作成。	
ドリルガイドの組み立て。	K ワイヤー径の確認、ドリルの動作確認。	3-0 バイクリル糸を 2 分割しておく。	
1.6mmK ワイヤーを器械出し看護師に渡す。	必要に応じてバイポーラの用意。	ガーゼ枚数の確認。5-0 針付きナイロン糸の準備。	

第3章 前腕～手の手術

これだけ！ 準備器械・物品（セット中心）

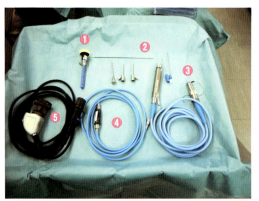

★準備器械・物品
❶ 1.9mm径30°斜視鏡とプローブ（探索棒）
❷ 鈍棒と外筒管2つ　❸ シェーバーの刃（2つで細いほうが太いほうの中に入る）とシェーバーのハンドピース　❹ 1.9mm関節鏡用光源コード
❺ CCDカメラヘッド

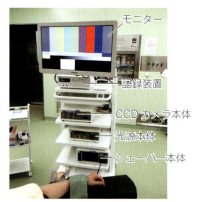

★モニター、記録装置、CCDカメラ本体、光源本体、シェーバー本体が入ったセット（上から）

❶〜❺はすべて清潔物品である。関節鏡とCCDカメラはガス滅菌またはプラズマ滅菌が必要で、オートクレーブに入れると損傷してしまうので注意が必要である。1.9mm関節鏡は大変細く、折れたり曲がったりしやすいため、術直前まで写真のようにシースをつけておくと損傷を受けない。

外筒管や鈍棒が曲がっていないか、外筒管内に鈍棒を挿入して抵抗なくスムーズに入るかを確認しておく。鈍棒や外筒管が曲がるとスムーズに入らなくなる。関節鏡用とinstrument用に2つの外筒管を用いるので、2つともチェックしておく。

シェーバーの刃も外筒に内筒を挿入し、スムーズに回転するかどうか指で確認する。また、先端がさびていないかどうかも確認する（通常はディスポーザブルなので問題ない）。シェーバーのハンドピース、光源コード、CCDカメラヘッドはそれぞれコードに損傷や断線がないかを確認する。

★鏡視下TFCC transosseous縫合術で用いるドリルガイド

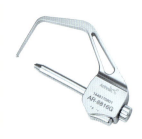

本手術では、TFCCを尺骨小窩に縫着するための骨孔を作成する。そのため、ターゲットドリルガイド（wrist drill guide：Arthrex社）が必須である。ガイドがないとブラインドで骨孔作成を行わなければならず、骨孔作成に1時間程度の時間が余分にかかる場合がある。ガイドには1.2〜1.6mm径のKワイヤーが通せる平行ガイドが設置可能である。

wrist drill guide（Arthrex社製）
本ガイドを用いると尺骨からTFCCに向かって正確に骨孔を作成できる。

フォーカス！ 4操作の術野

③ TFCC の部分切除

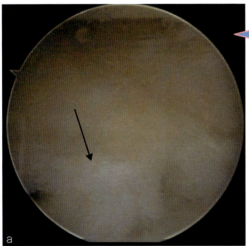

TFCC slit 損傷部周囲を最小限に部分切除する！

TFCC 損傷部周囲をできるだけ限定的に部分切除するため、バスケットパンチやシェーバー、高周波焼灼装置（Vulcan または Vaper）で切除していく。切除範囲を大きくしすぎると橈尺靱帯部に損傷が及び、新たな遠位橈尺関節不安定性を生じるため、切除範囲の決定には細心の注意を払わなければならない。

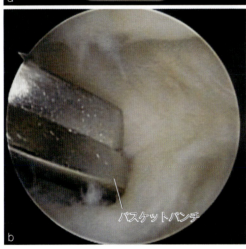

鏡視下 TFCC 部分切除術の実際
a：TFCC slit 損傷（→）　b：バスケットパンチで損傷周囲の切除

器械出し看護師のワザ

バスケットパンチは関節鏡のポータルから挿入できる 2〜2.7mm 径のものを用意する。シェーバーは 2.0mm の full radius タイプの刃が使いやすい。Vulcan も 2mm 径の monopolar タイプで吸引がついているものを用いる。粗削りのためにバスケットパンチを、仕上げ削りのためにシェーバーや Vulcan を用いることが多いため、どちらを必要としているかを瞬時に判断する必要がある（両方を手に持っておき、どちらかを渡すとよい）。

外回り看護師のヒケツ

Vulcan や Vaper を使用する際は対極板を体に貼付する必要があるため、術者に確認することが重要である。バスケットパンチもまっすぐなものや左右に曲がっているものがあるので、セットしておくとよい。

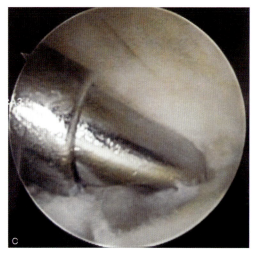

c：シェーバーでの部分切除部のシェービング

🔍 この操作にフォーカス！

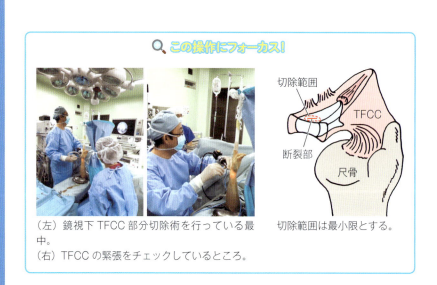

（左）鏡視下 TFCC 部分切除術を行っている最中。
（右）TFCC の緊張をチェックしているところ。

切除範囲は最小限とする。

🔍 ⑥ドリルガイド設置

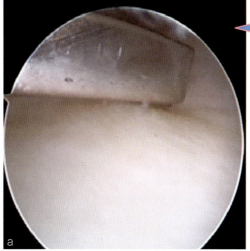

> TFCC を transosseous に縫合するための骨孔作成にはドリルガイド先端の位置決めが重要!

鏡視下 TFCC transosseous 縫合術の成否を決定するのが、骨孔を開ける位置である。尺骨小窩に骨孔が通る位置を正確に確認しなければならない。ドリルガイドの先端は TFCC の disc 部の尺側 1/4 の範囲であり、尺骨外側の茎状突起先端より 1.5cm 近位部から K ワイヤーを刺入する。

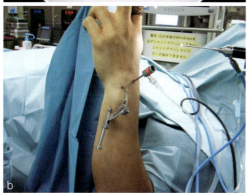

器械出し看護師の ワザ

ドリルガイドは組立式なので、セットしておく。通常はパラレルドリルガイドを用いる。助手がいない場合、補助で関節鏡を保持する場合がある。

外回り看護師の ヒケツ

ドリルガイド、1.6mmK ワイヤーを器械出し看護師に渡す。

ドリルガイド設置
a：鏡視像　b：ドリルガイドを設置した外観。

🔍 この操作にフォーカス！

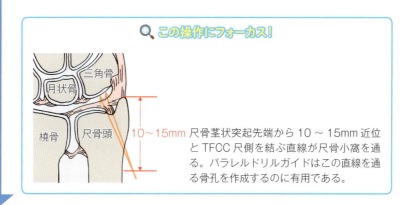

尺骨茎状突起先端から 10〜15mm 近位と TFCC 尺側を結ぶ直線が尺骨小窩を通る。パラレルドリルガイドはこの直線を通る骨孔を作成するのに有用である。

🔍 ⑦平行骨孔作成

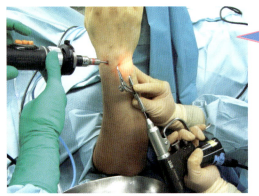

> 平行骨孔を作成する。手術の鍵を握る操作である。

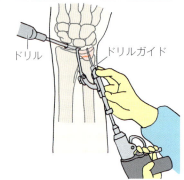

平行骨孔の作成
ドリルガイドを用いて平行な骨孔を2つ作成する。

ドリルガイド先端の位置がずれないようにしっかり保持しつつ、尺骨尺側よりTFCCに向かって1.6mmKワイヤーを刺入する。長さの異なるKワイヤーを使うと操作が容易である。最初に短いKワイヤーを刺入後、それを平行ガイドに刺入したまま長いKワイヤーで平行な骨孔を作成する。関節鏡でKワイヤーがTFCCを貫通することを確認することが重要である。鋼線を2本とも抜去後、4-0ナイロンループ入り21G注射針で骨孔の位置を探る。

器械出し看護師の ワザ

助手がいない場合には前腕の保持と関節鏡の保持を行う必要がある。関節鏡は反対側から持っているとすぐに視野を失い、手技がスムーズに進まず術者もストレスを感じるので、しっかり保持することが重要である。ドリルに鋼線を設置して、術者に渡すと親切である。

外回り看護師の ヒケツ

電気ドリルは起動に時間がかかるので、あらかじめ電源を入れておくとよい。器械出し看護師に21G注射針2本と4-0ナイロン糸を渡す。

🔍 この操作にフォーカス！

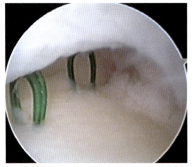

21G注射針内の4-0ナイロンループが観察できる。挿入部位はTFCC尺側1/4で良好な位置である。

⑧鏡視下 TFCC transosseous 縫合

> 断裂した橈尺靱帯を TFCC ごと尺骨小窩に縫合する。

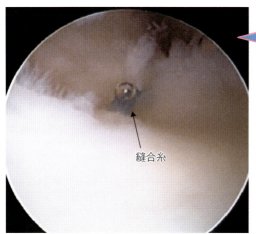

鏡視下 TFCC transosseous 縫合後。TFCC が尺骨に縫着されている。

作成した骨孔に 4-0 ナイロン糸のループを設置した 21G 注射針を刺入し、そのまま進め、TFCC を貫通させる（a）。この操作をもう 1 つの骨孔でも行う。6R ポータルから曲がりモスキートペアンを挿入し、2 本のループを同時に把持し、一度 6R ポータルの外へ引き出す（b）。

2 本束ねた 3-0 バイクリル糸の両端をそれぞれ 2 つのループに設置し（c）、尺骨尺側の骨孔入口からループを引き出し、縫合糸である 3-0 バイクリル糸を抜くと、outside-in 縫合が完成する。バイクリル糸は強く、外科結びで縫合する（d）。前腕の回内外肢位は中間位に保持してもらうと助かる。

🔍 この操作にフォーカス！

鏡視下 TFCC transosseous 縫合術の模式図

- a
- b：ポータルの外へ出したナイロン糸、21G 注射針
- c：3-0 バイクリル糸
- d

器械出し看護師のワザ

注射針の先端に 4-0 ナイロン糸の両端を挿入し、小さなループをつくっておく。4-0 ナイロンループ入り 21G 注射針を 2 本用意する。また、TFCC 損傷部に注射針が挿入されたら、曲がりモスキートペアンを術者に渡す。

④の段階で TFCC 縫合術に進むと決まったら、ループ糸入り注射針をあらかじめ用意しておくとスムーズに手術が行える。

外回り看護師のヒケツ

皮膚縫合用の 5-0 針付きナイロン糸を用意する。

引用・参考文献

1) Nakamura, T. et al. Repair of foveal detachment of the triangular fibrocartilage complex : open and arthroscopic transosseous techniques. Hand Clin. 27 (3), 2011, 281-90.
2) Palmer, AK. Triangular fibrocartilage complex lesions : a classification. J Hand Surg Am. 14 (4), 1989, 594-606.
3) Atzei, A. New trends in arthroscopic management of type 1-B TFCC injuries with DRUJ instability. J Hand Surg Eur Vol. 34 (5), 2009, 582-91.

第4章

頸椎・腰椎の手術

A 頚椎前方固定術

自治医科大学整形外科病院助教　白石康幸

 術**前**には**これだけ！**編

どんなオペ？ 頚髄や神経根等の神経組織が圧迫されているときに、頚椎前方からその圧迫を解除する手術

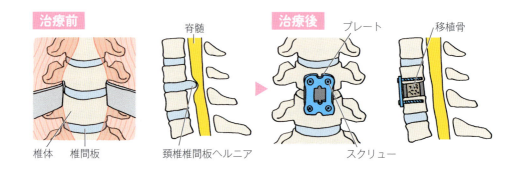

椎間板ヘルニアや骨棘により脊髄が前方から圧迫されている場合に、頚椎前方固定術を行う。

手術のステップは、①展開（皮膚切開から椎体への到達）、②除圧（椎間板や椎体の一部を除去して脊髄の圧迫を取り除く）、③骨移植（椎間スペーサーや自家腸骨を用いて再建する）、④内固定（プレートとスクリューで固定する）の4段階からなる。

前方固定術の最大のメリットは、筋肉への侵襲が少なく、術後の頚部痛が残りにくいことである。また、圧迫因子を直接除去して固定し、安定化させることで、神経の回復が期待できる。

これだけ！データベース

- 手術時間：1椎間で1.5〜2時間、多椎間で2〜3時間
- 出血量/輸血の有無：1椎間で30mL以下/輸血 有 **無**
- 麻酔方法：全身麻酔
- 主な体位：仰臥位
- 主な皮膚切開位置とアプローチ：前頚部に横切開
- 切開手術
- インプラント：**有** 無
- 組立器械：**有**（サージエアトーム、開創器等）無

これだけ！ 手術の知識 必修ポイント！

この手術の 目的・種類

　手術により、脊髄や神経根の圧迫を解除して、神経症状のさらなる悪化を防ぐ。さらに固定術を追加することで、神経が回復しやすい環境をつくる。

　1椎間の固定術の場合、プレートによる内固定を省くことがある。また、骨移植には腸骨を単独で用いる方法と、腸骨と椎間スペーサーを併用する方法がある。除圧範囲が3椎間に及ぶ場合には、腸骨では短いため腓骨から採骨する。

この手術の 適応疾患&ステージ分類

　頚椎椎間板ヘルニア、頚椎症性脊髄症、頚椎症性神経根症、後縦靭帯骨化症、化膿性脊椎炎、腫瘍等、主病変が頚椎前方にある患者がよい適応となる。

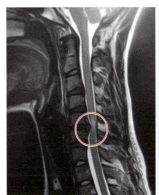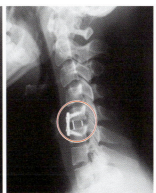

左：術前MRI、右：術後X線像。

この手術によくみられる術中・術後の トラブル・合併症

■ 気道狭窄

　開創器による圧迫や手術侵襲によって気道がむくんだり、創内部の血腫により気道が圧迫されることで、術後に呼吸困難を起こすことがある。致死的な合併症となるため、血腫除去や気道確保が必要となる。

■ 嗄声・嚥下障害

　反回神経を長時間圧迫することで嗄声が出たり、食道の牽引により嚥下障害が生じることがある。多くの場合、自然に軽快する。

ポイント解説！ 配置図&手術体位

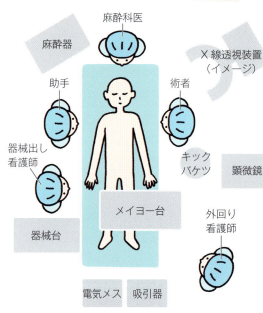

配置のポイント

通常は左側からアプローチするので、術者は患者の左側に立つ。術者側にX線透視装置（以下、イメージ）や顕微鏡が配置されるため、広いスペースが必要となる。器械台と器械出し看護師は術者と反対側（患者の右側）に位置する。

手術体位のポイント

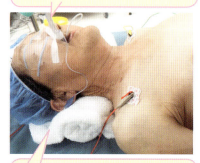

- 心電図の電極を術野から離れた位置に貼る。
- 左側からアプローチするため、気管チューブは口の右側に固定する。
- 腸骨の採骨をしやすくするため、採取する殿部の下に低い枕を入れて腸骨部を高くする。
- 両上肢はシーツで巻き込む。
- 術中にイメージを使用するので、覆布をかける前に手術台周囲のコード類が引っかからないようにする。
- 頸部をやや伸展位にするために、後頸部に丸めたタオルを入れる。
- 術中のX線撮影で肩が映り込むのを軽減するために、両上肢をテープで下方に引き下げる場合がある。強く引きすぎると神経麻痺を起こすことがあるので、注意が必要。

これだけ！ 術前〜術後の看護 必修ポイント！

術前訪問、セッティング時のポイント

■ 術前の安静度
術前の神経症状にもよるが、特に安静度の制限はない。外傷や腫瘍の患者では麻痺が悪化する危険性があるため、頚椎カラーを装着したり、安静臥床となったりする場合がある。

■ 麻痺の程度の確認
頚髄症では四肢に運動障害や感覚障害を生じる。術前に麻痺の程度やADLを把握しておくことが重要となる。

⚠ 術後の注意点

■ 四肢神経症状
術後血腫による神経症状の悪化や、「C5麻痺」とよばれる、術後に肩の挙上が困難となる麻痺が出現することがある。四肢の運動麻痺や感覚麻痺の変化を確認することが必要である。

■ 気道狭窄・嗄声の有無
頚椎前方固定術の術後合併症として、気道狭窄や嗄声を生じることがある。呼吸が苦しくないか、痰の喀出ができるか、声が出せるかを確認する。

■ 持続吸引ドレーン
排液の量、性状、色調等を確認する。

整形外科医の マイ ルーティーン

手術の前日はしっかり睡眠をとる。それくらいしか決めごとはない。術前日は寝る前に、手術の始まりから終わりまでを頭のなかでイメージするようにしている。

術中にはこれだけ！編

ざっくり！手術のタイムライン！

時間経過	00:05 ▶	00:15 ▶	00:45 ▶	01:00 ▶
場面	①皮切	②椎体の展開 🔍	③除圧 🔍	④採骨 🔍
術者の操作	前頸部左側をメスで皮膚切開。	胸鎖乳突筋の前縁に沿って鈍的に進入。椎体に到達したら開創器で展開。椎間板にマーキング針を挿入し、イメージで高位を確認。	椎間拡大器で椎間を開く。上下椎体の一部と椎間板を切除し、神経の圧迫を解除。	腸骨部に皮膚切開して、必要な量の骨を採取する。
使用する器具	皮膚ペン、メス（No.15）、ゲルピー開創器、バイポーラ、電気メス。	筋鉤、バイポーラ、電気メス、トリムライン開創器、マーキング針。	椎間拡大器、サージエアトーム、鋭匙、ヘルニア鉗子、ケリソンパンチ。	皮膚ペン、メス（No.15）、電気メス、ノミ、骨蝋、定規。
器械出し（ここで準備しておこう！）	トリムライン開創器の準備をしておく。	椎間拡大器、鋭匙、サージエアトームがすぐに使えるように準備しておく。	採骨用の道具を準備しておく。	骨移植用の打ち込み器やスペーサーを準備する。
器械出し（アクション＆確認事項）	トリムライン開創器は使用する高さが患者により異なるので、術者に確認する。	エアドリルが正常に作動するか確認。使用するドリルのサイズや形状を術者に確認する。	採骨で使用する道具を術者に確認する。	スペーサーの使用の有無を術者に確認する。
外回り看護	マーキング針の高位確認のため、イメージを準備しておく。	顕微鏡の準備に取りかかる。	顕微鏡を術者側から術野に入れる。	スペーサーの準備をする。

01:10	01:15	01:25	01:30
⑤移植骨挿入	⑥プレート設置	⑦スクリュー挿入	⑧閉創
打ち込み器を使用して、採取した骨単独もしくは椎間スペーサーと自家骨を椎体間に骨移植する。	椎体前方にサイズを合わせたプレートを設置する。	プレートのホールから椎体にスクリューを挿入して固定する。	ドレーンを筋層下に留置して、広頚筋と皮下を縫合する。
骨移植用の打ち込み器。	プレートセット。	スクリューセット。	ドレーン、縫合糸。
プレート設置用の把持器等を準備する。	スクリュー挿入用のドリル等を準備する。	ドレーンや縫合糸を準備する。	
使用するプレートのサイズを術者に確認する。	使用するスクリューのサイズを術者に確認する。	ドレーンのサイズ、縫合糸の種類を術者に確認する。	ドレーンの位置と陰圧の程度を確認する。
使用するプレートを準備する。	使用するスクリューを準備する。	スクリュー挿入後にイメージで確認するので、準備しておく。	ドレーンや閉創用の縫合糸を器械台に出す。

第4章 頚椎・腰椎の手術

これだけ！準備器械・物品（セット中心）

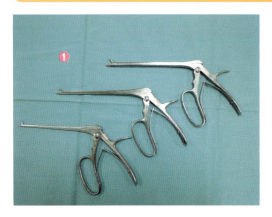

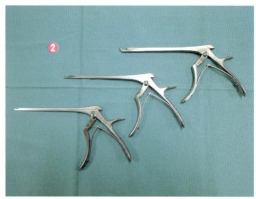

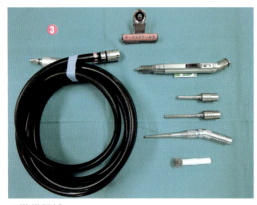

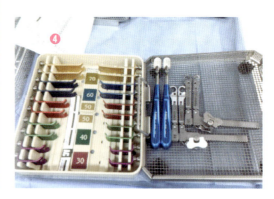

★準備器械
❶ヘルニア鉗子　❷ケリソンパンチ　❸サージエアトーム　❹トリムライン開創器

ヘルニア鉗子（通称）：髄核摘出用鉗子が正式名称。軟部組織を把持して牽引する手術器具で、頚椎前方では椎間板を摘除する際に使用する。サイズや長さにバリエーションがある。

ケリソンパンチ：骨等の硬い組織を切断することができる。サージエアトームで削り残した椎体の辺縁を切除する際に有用。サイズや長さにバリエーションがある。

サージエアトーム：気動式手術器械。適切なバーとバーガードを取り付ける。掘削の際に熱が出るため、冷却水が必要。頚椎前方固定術の除圧では、アングル付きのアタッチメントを使用することがある。

トリムライン開創器：椎体の展開をキープするのに非常に便利な道具。レトラクターの深さは30〜70mmまであり、横方向と縦方向にそれぞれレトラクト（牽引する）することができる。レトラクターを開いてキープする道具が付属している。

🔍 フォーカス！ ❻操作の術野

🔍 ②椎体の展開

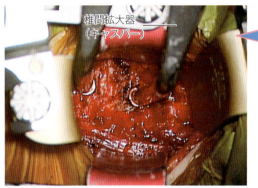
術野

> 皮膚と広頚筋を切開し、筋群を鈍的によけて椎体前方に到達する。開創器を固定してマーキング針で高位を確認。

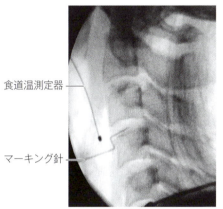
マーキング針を挿入し、イメージで確認

🔍 この操作にフォーカス！

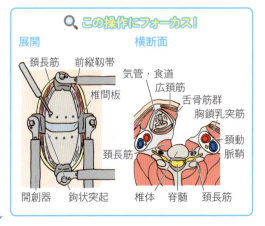

　前頚部左側の皮膚を横切開し、次に皮膚切開のラインで広頚筋を切開する。胸鎖乳突筋の内縁で内頚動静脈を触れて、筋鉤で外側によける。

　舌骨筋群とともに気管・食道を筋鉤で内側によけると頚椎前面に到達する。椎体前面の頚長筋を左右によけて開創器をかける。椎間板にマーキング針を挿入し、イメージで高位を確認する。

器械出し看護師の ワザ

　頚椎前方の展開は広頚筋以外の筋肉は切離せず鈍的に行うため、10〜15分程度で開創器をかけるところまで進む。そのため開創器は早めに準備しておく。また、頚椎前方の展開で使用する開創器は独特なつくりなので、使い方を理解しておく必要がある。

　椎体までの深さにより使用する筋鉤や開創器の長さが異なるため、術野をよく見ておくことが重要。椎間板に挿入するマーキング針はコッヘル等でつかんで使用するので準備しておく。

外回り看護師の ヒケツ

　マーキング針の高位を確認するために、イメージを使用する。術者の後ろにイメージを置き、モニターは術者が見やすい位置に準備する。イメージを術野に入れる際には、清潔カバーを使用する。

第4章 頚椎・腰椎の手術

🔍 ③除圧

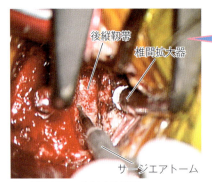

サージエアトームによる除圧

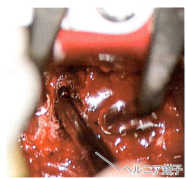

ヘルニア鉗子による除圧

> 椎間板ヘルニアや骨棘を切除して神経の圧迫を解除する、前方固定手術の一番のヤマ。

椎間拡大器で椎間を広くすると除圧しやすくなる。また、顕微鏡を用いると術野が拡大されて明るくなるので、より安全に除圧操作を行うことができる。

サージエアトームで上下椎体を部分的に掘削する。椎体を削る高さは、椎体後方の骨棘や椎間板ヘルニアの位置により調節する。ヘルニア鉗子、ケリソンパンチ、鋭匙を用いて椎間板を切除する。後縦靱帯を切除して、骨棘の切除や椎間板ヘルニアの摘出を行う。神経の圧迫が解除されたことを確認する。

器械出し看護師の ワザ

除圧操作では、サージエアトームやヘルニア鉗子、ケリソンパンチ、鋭匙等さまざまな道具を使用する。術者の好みにより、使う道具の頻度が異なるので慣れも必要となる。顕微鏡のモニターで術野を見れば、次に使う道具がわかるようになってくる。ヘルニア鉗子やケリソンパンチは大きさの違いで、鋭匙は先端の形状の違いで数種類あるため、器械台にわかりやすく並べておくのがコツ。

外回り看護師の ヒケツ

除圧の操作では顕微鏡を使用することがある。顕微鏡はイメージと同様に術者側に配置するため、顕微鏡を使用する前にイメージをよけておく必要がある。顕微鏡も清潔カバーを使用する。清潔カバーに触れて不潔にならないように注意しよう。

🔍 この操作にフォーカス!

サージエアトームによる除圧　**ヘルニア鉗子による除圧**

🔍 ④採骨、⑤移植骨挿入

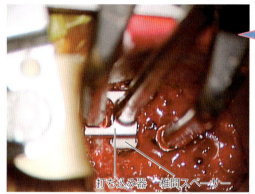

打ち込み器で骨移植

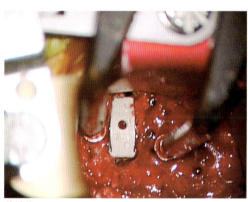

移植後

> 腸骨から採取した骨を、除圧した椎体間に骨移植する。

椎体間の高さを計測して、必要十分な量の骨を腸骨から採取する。腸骨の骨欠損部が大きい場合、腸骨スペーサーを挿入する場合がある。

採取した腸骨をそのまま椎間に挿入する場合と、椎間スペーサーに腸骨を充填して挿入する場合がある。椎間を拡大してから打ち込み器で骨移植を行う。移植骨が奥に入りすぎると神経に当たるため、慎重な操作が必要となる。椎間拡大器を外した後に移植骨が安定していることを確認する。

器械出し看護師の ワザ

採取する骨幅の計測に定規を使用することがある。採骨にはノミを使用し、採骨部からの出血を抑えるために骨蝋を使う。移植骨単独もしくは椎間スペーサーを挿入する際に、打ち込み器を使う。作業と使用する器械を把握しておくことが重要。

外回り看護師の ヒケツ

腸骨スペーサーや椎間スペーサーを使用する際には、術者の希望する長さのスペーサーを器械台に出す。次に使うプレートやスクリューの準備をしておく。

🔍 この操作にフォーカス！

椎間スペーサー　／　椎間スペーサー内に自家骨を充填

🔍 ⑥プレート設置、⑦スクリュー挿入

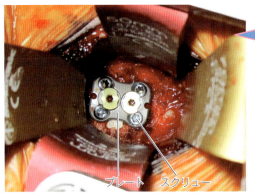

プレート固定

> 移植骨の脱転を予防するために、プレートとスクリューで椎体間を固定する。

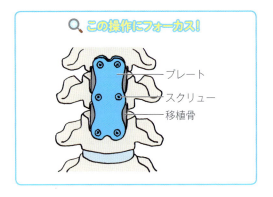

🔍 **この操作にフォーカス！**

　プレートのトライアルを当てて、使用するプレートの長さを決める。椎体前方にプレートを置き、頭尾側の椎体にスクリューを刺入して固定する。プレートの設置位置やスクリューの挿入方向が正しいかをイメージで確認する。

　プレートが直接食道に接触すると、まれに遅発性食道瘻が生じるため、プレート前面を頸長筋で覆うようにする。

器械出し看護師の ワザ

　プレートのトライアルが終わり、適切な長さが決まったら、プレートを設置する。プレートを把持する道具があるので準備しておく。スクリュー挿入前に椎体にドリルで穴をあける。スクリューの長さを間違えると危険なため、術者によく確認して渡すようにしよう。

外回り看護師の ヒケツ

　使用するプレートとスクリューを器械台に出す際は、サイズが合っていることを十分に確認しよう。プレートを設置してスクリューを挿入したら、イメージを使用するので準備をしておく。

B 頚部脊柱管拡大術

東京大学医学部附属病院整形外科　**中元秀樹**

第4章　頚椎・腰椎の手術

術前にはこれだけ！編

どんなオペ? 脊髄や頚部神経根等の神経組織が圧迫されているときに、後方から除圧するための手術

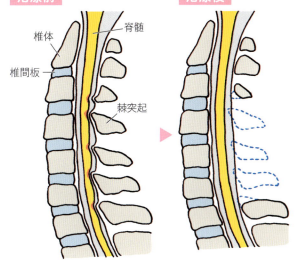

頚椎症性脊髄症における手術治療の目的は、脊髄の圧迫を取り除くことにある。これには大きく分けて、前方から直接圧迫因子を取り除く頚椎前方固定術（第4章A参照）と、後方から脊柱管を拡大し間接的に脊髄の圧迫を除去する頚部脊柱管拡大術がある。

両方法にそれぞれ適応と特徴があるが、一般的に頚部脊柱管拡大術は頚椎前方固定術に比して手技が比較的容易であり、多椎間の除圧に長けている。手術の主な流れは頚部後方の展開、椎弓の側溝の作成、棘突起の縦割・椎弓の拡大、スペーサーの設置、創閉鎖である。

これだけ！データベース

- 手術時間：2時間程度
- 出血量／輸血の有無：100mL程度／輸血 有 **無**
- 麻酔方法：全身麻酔
- 主な体位：腹臥位（頚椎は中間位かやや前屈位）
- 主な皮膚切開位置とアプローチ：頚部後方の触知しやすいC2とC7の棘突起を結ぶ正中切開
- 切開手術（鏡視下で行う手法もある）
- インプラント：**有**（スペーサーを用いる場合）無
- 組立器械：有 **無**

これだけ！手術の知識 必修ポイント！

この手術の 目的・種類

　本手術の目的は先に述べたとおりである。頚部脊柱管拡大術には、椎弓を片側から開く片開き式椎弓形成術と、正中から開く両開き式椎弓形成術（棘突起縦割法）があり、本稿では両開き式椎弓形成術を紹介する。なお近年、除圧範囲が限定されている場合に内視鏡下に局所を除圧する低侵襲な手術も行われている。

この手術の 適応疾患&ステージ分類

　進行性の頚椎症性脊髄症（手の巧緻運動障害、歩行障害等）が本手術の適応となる。症状が軽微でも、MRI所見で圧迫が著明であり、脊髄髄内輝度変化がある場合は手術を勧めることが多い。日本人の頚椎症性脊髄症患者の多くは発育性に脊柱管が狭く、多椎間にわたる除圧が必要なことが多く、本手術のよい適応である。

この手術によくみられる術中・術後の トラブル・合併症

　術中の合併症として、硬膜損傷、髄液漏、術後の合併症として術後神経症状の悪化、術後血腫などがあげられる。

ポイント解説！ 配置図＆手術体位

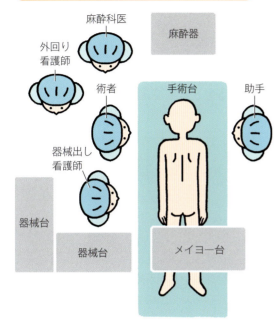

配置のポイント

本図では手を体の横にしまい込む方法を説明する。基本的には通常の脊椎手術と同様で、術者と助手が患者の両側に立つが、掘削の際に術者が患者の頭側に移動することもある。そのため、麻酔器の位置を調整して頭側のスペースを確保することが重要となる。

手術体位のポイント

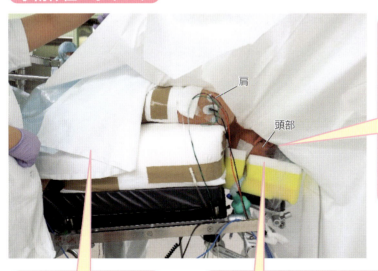

頭部は3点ピン固定を用いる施設も多いが、当院では、固定術ではない場合や手術が長時間ではない場合にはプロンビューを用いている。
頸部が下方に落ちないよう、頭側をやや持ち上げる。

腹部や陰部（男性）が圧迫されないよう注意する。

消毒液が眼球に流れ込まないようアイパッチで保護し、術野を長方形に囲むように紙おむつを貼り付けてガードする。

これだけ！ 術前〜術後の看護 必修ポイント！

術前訪問、セッティング時のポイント

後療法が確立されているので、術前にクリニカルパス等を用いてオリエンテーションを行い、術後の不安を軽減するよう努める。また後述のとおり術後に神経症状が悪化することがあるので、術前の状態を把握しておくことが重要である。

⚠️ 術後の注意点

術後は筋層下にドレーンが留置され、頚椎カラーで固定のうえ床上安静となる。ドレーンの吸引圧、ベッドアップの可否等、担当医からの指示をよく確認する。特に術中に硬膜損傷等の合併症があった場合には注意を要する。

一般的な術後看護として、周術期はバイタルサインの観察を行うとともに、術後の疼痛管理、安静度に応じた介助に努める必要がある。なかでも神経症状のチェックは重要であり、術前や帰室後に比べて増悪した場合には、術後血腫やC5麻痺等の合併症が生じている可能性があるので速やかに医師に報告する。

術後数日でドレーンを抜去し、離床する。頚椎カラーの装着の有無・期間は施設によって異なるが、装着は短期間となる傾向にある。離床後は術前症状・術後遺残症状に応じてリハビリテーションを行う。離床後にも遅発性の血腫やC5麻痺による神経障害、深部静脈血栓症/肺塞栓症が生じる恐れがあり、注意を要する。

整形外科医の マイ ルーティーン

定型的でない手術や大きな手術の術前等は緊張したり不安になったりするものだが、それらは綿密な術前計画と準備によって解消していくより方法はない。筆者は手術の計画を前日に眺め、再確認する時間を設けて心を落ち着かせている。

長い手術は体力勝負となるので、十分な睡眠をとり、しっかりと朝食をとる。脱水予防のため入室前にペットボトル1本分の飲料を飲みほせば準備万端。

術中にはこれだけ！編

ざっくり！手術のタイムライン！

時間経過	00:20	00:40	01:00
場面	①皮切〜展開	②棘突起縦割	③側溝掘削
術者の操作	50万倍ボスミン®入り生理食塩水を皮切部に局所注射する。正中にある項靱帯を縦切して、左右の筋群を分けていく。拡大する棘突起を確認し、棘突起から筋を切離しつつ椎弓を椎間関節内縁まで展開する。筋間に切り込まなければ出血も少量であるが、C7棘突起側方の静脈叢等から出血することがある。	展開が終了したら、棘突起剪刀で棘突起先端を適切な長さに切除。棘突起間に残存する軟部組織はケリソンパンチを用いて切除し、視野をよくする。2mmスチールバーを用いて各棘突起を内板手前まで縦割する。2mmダイヤモンドバーを用いて内板を打ち抜き、最終縦割する。縦割面から出血するようなら骨蝋で止血する。C2やC7椎弓のドーム形成をする場合は先に行う。	術前CT計測に従って、メジャー等を用いて左右の側溝幅を決定し、マーキングする。2mmまたは3mmのスチールバーを用いて側溝を掘削する。側溝は内板を完全に切離しないように、椎弓がバネのような弾力性をもちつつ開大する深さまで掘削する。側溝から出血するため、こよりのように細長く練った骨蝋を用いる。
使用する器具	円刃、ゲルピー開創器、剥離子、電気メス、バイポーラ。	サージエアトーム、冷却用の生理食塩水。	サージエアトーム、冷却用の生理食塩水。
器械出し ここで準備しておこう！	サージエアトームの接続、冷却用生理食塩水の用意、骨蝋の準備。	メジャー、細長い骨蝋の準備。	スプレッダー、玉付きフック、スペーサートライアルの準備。冷却用の生理食塩水を切らさないように注意。
器械出し アクション&確認事項	サージエアトームで最初に使用するバーを確認し、装着しておく。	用いるバーの種類と太さは症例と術者の好みによるので事前に確認する。③の側溝掘削を先に行う場合もある。	②と同様に、術者により作業の順番が異なるので確認しておく。
外回り看護	止血材（アビテン®、フロシール等）の準備。		スペーサーの準備。

第4章 頸椎・腰椎の手術

01:20	01:40	02:00
④椎弓の開大 🔍	⑤スペーサー締結 🔍	⑥閉創
スプレッダーを用いて縦割した椎弓を開大する。椎弓の開きが悪いようであれば側溝を追加で掘削する。正中の黄色靱帯は玉付きフックを用いて切離する。硬膜外静脈叢から出血する場合はバイポーラを用いて止血する。すべての椎弓が開大されたらスペーサーのトライアルを用いて、ちょうど座りのよいサイズを選択する。	止血を十分に確認し、生理食塩水で洗浄する。2mmスチールバーを用いて棘突起に孔を開ける。この孔にスペーサーに通しておいた糸を左右に通し、スプレッダーで椎弓を開きながらスペーサーを設置、通した糸で締結する。	ドレーンを筋層下に留置し、各層を縫合して閉創する。
スプレッダー、サージエアトーム、スペーサーのトライアル、バイポーラ。	スプレッダー、スペーサー、鑷子。	ドレーン、縫合糸、持針器、鑷子等。
洗浄用の生理食塩水、追加の止血材、スペーサーの準備（糸を通しておく。次項参照）。	ドレーン、閉創用の糸等の準備。	ガーゼカウント等、手術終了に向けての準備。
開大する椎弓が小さい場合等は椎弓切除に切り替えることがあり、用いるスペーサーの個数とサイズは注意して確認する。	術者にスペーサーのサイズを確認し、正しいサイズのスペーサーを渡す。	術者に止血用のガーゼの留置等がないか確認する。ドレーンを接続し吸引圧等を確認。硬膜損傷時等は吸引圧に注意。
術者に指示されたサイズのスペーサーを取り出し、器械出し看護師に渡す。	閉創に向けた物品の準備を行う。	術後X線の連絡、ベッドの用意等。

これだけ！ 準備器械・物品（セット中心）

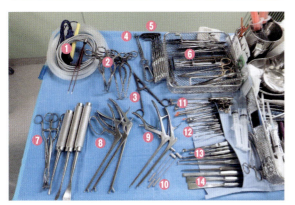

★準備器械・物品
❶吸引・電気メス・バイポーラ　❷ゲルピー開創器×2
❸スプレッダー　❹2爪鉤　❺筋鉤　❻縫合用物品
❼（消毒鉗子）コブラスパトリウム　❽ヘルニア鉗子
❾ケリソンパンチ　❿スペーサーのトライアル　⓫吸引管　⓬剝離子　⓭鋭匙　⓮ノミ

ヘルニア鉗子、ケリソンパンチについては引っかかりなくスムーズに動くかどうか、部品のゆるみがないか、溝にゴミ等が残っていないか、先端の破損がないかを確認する。

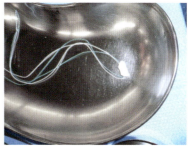

スペーサーに糸を通した状態。締結のために糸を2本通すが、既製品で両端がくっついているものもあれば、骨蝋で止めてもらうこともある。器械出し看護師には次々とスペーサーを取り出し、糸を通して準備してもらいたい。

フォーカス！ 5操作の術野

①皮切〜展開（すべて頭が下、尾側が上、左が患者の右）

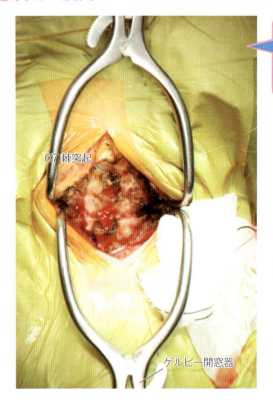

C7棘突起
ゲルピー開窓器

> 展開は基本が大事。筋肉に切り込まず、骨から筋肉を切離して余計な出血を防ぐ。

項靱帯を目印に筋群を真ん中から左右に分けて進入。棘突起を同定して筋付着部から筋肉を切離し、展開していく。筋肉に切り込むと術中じわじわと出血し続けるため、注意を要する。C7棘突起の側方には静脈叢が発達していることがあり、十分に止血を行う。

器械出し看護師の ワザ

出すものは比較的限られているので執刀前にスムーズに整理しておく。

外回り看護師の ヒケツ

この段階では特になし。

この操作にフォーカス！

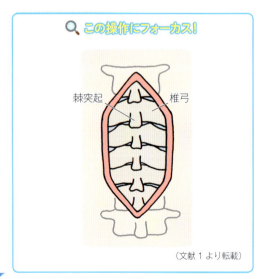

棘突起　椎弓

（文献1より転載）

②棘突起縦割

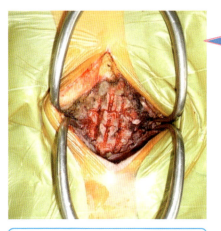

> 本術式の一番のキモ、正中縦割。安全な縦割のため、仕上げはダイヤモンドバーで！

スチールバーを用いて内板まで大まかな縦割をした後、ダイヤモンドバーで内板を打ち抜き縦割を完成させる。バー先が沈み込み、抵抗がなくなる感覚を確かめながら行うため、最も神経をつかう瞬間である。サージエアトームの使用時間が長くなるため、冷却用の生理食塩水を切らさないように注意してもらいたい。

この操作にフォーカス！
棘突起頭側基部の開窓

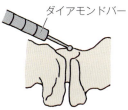
ダイアモンドバー

「星地亜都司：頚椎椎弓形成術（棘突起縦割法）, 整形外科手術クルズス（中村耕三監修）, 改訂第2版, p.139, 2006, 南江堂」より許諾を得て改変し転載.

器械出し看護師のワザ
冷却水を50mLシリンジで2本用意しておき、なくなったらすぐ出せるように準備しておく。側溝の止血用に直径数ミリ×長さ数センチの骨蝋を形成し用意する。

外回り看護師のヒケツ
サージエアトームのバーの径は術者の好みや患者の骨の硬さ等によるのであらかじめ確認して準備しておく。

③側溝掘削

> 縦割と同様に重要な側溝作成。術前の計測と俯瞰的なチェックで左右対称に側溝を作成する。

縦割りが終了したら、術前計画通りの幅で側溝をスチールバーなどを用いて掘削する。術者によっては、棘突起縦割の前に側溝を先に掘削することもある。

スチールバーおよびダイヤモンドバーを用いて側溝を作成する。一般的に術者の手前側が広く、反対側が狭くなりがちである。また、頭側に狭くなる「ハ」の字型になりがちである。慣れない間は左右差のない平行に連続した側溝が掘削できるよう心がける。

器械出し看護師のワザ
②棘突起縦割と同じ

外回り看護師のヒケツ
②棘突起縦割と同じ

④椎弓の開大

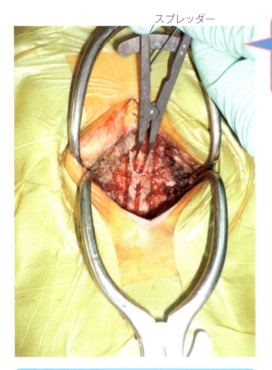

スプレッダー

> 焦らず、椎弓を折らないようにじわじわと椎弓を開大させ、左右のバランスを調整。

スプレッダーを用いて縦割した椎弓を開大させていくが、側溝の深さや位置が悪く椎弓の開きが悪い場合や椎弓の開き方の左右差が著しい場合は、追加で側溝を掘削し微調整を行う。焦って無理に広げると椎弓骨折を起こして椎弓切除となってしまうので、じわじわと開大させる。

器械出し看護師の ワザ

この時間帯は別の作業は少なく、サージエアトーム→スプレッダーと交互に複数回使用するので、術者の作業を注視してスムーズな器械出しをお願いしたい。

外回り看護師の ヒケツ

落ち着いている時間帯なので同様にスペーサーを用意するなど次の準備をする。

この操作にフォーカス！

椎弓の拡大と正中部黄色靱帯の切離

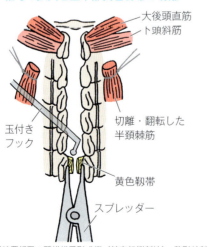

- 大後頭直筋
- 下頭斜筋
- 玉付きフック
- 切離・翻転した半頚棘筋
- 黄色靱帯
- スプレッダー

「星地亜都司：頚椎椎弓形成術（棘突起縦割法）．整形外科手術クルズス（中村耕三監修），改訂第2版，p.139, 2006, 南江堂」より許諾を得て改変し転載．

⑤スペーサー締結

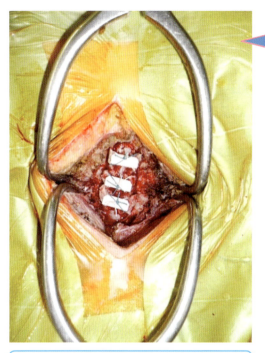

> 最後の仕上げ、糸が緩まないように助手と息を合わせて結ぶ

すべての椎弓が均等に開大したらトライアルを用いて使用するスペーサーの大きさを決定する。太い糸（1号サージロン等）をスペーサーに2本通しておき、両端を骨蝋でくっつけておく（そのような既製品もある）。2mmスチールバーで左右に開いた棘突起に孔をあけ、ここに糸を通し締結固定する。すべてのスペーサーの固定が終了したら、スペーサーが硬膜に接していないことを確認する。

器械出し看護師のワザ

術者が最後の洗浄・止血操作を行っている間に、スペーサーに糸を通しておく。術者に指示されたサイズのスペーサーを順に出していくが落とさないように膿盆などに載せて渡すとよい。

外回り看護師のヒケツ

指示されたサイズのスペーサーを器械出し看護師に渡す。閉創～帰室に向けた準備を始める。

この操作にフォーカス！

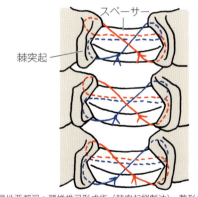

スペーサー
棘突起

「星地亜都司：頚椎椎弓形成術（棘突起縦割法）．整形外科手術クルズス（中村耕三監修）．改訂第2版．p.140, 2006, 南江堂」より許諾を得て改変し転載．

引用・参考文献

1) 坂井顕一郎. "頚椎後方除圧術（椎弓形成術）". 決定版！もう苦手とは言わせない：まるごと脊椎 これ1冊. 大川淳編. 整形外科看護春季増刊号. 大阪, メディカ出版, 2015, 137-41.
2) 星地亜都司. 頚椎椎弓形成術（棘突起縦割法）. 整形外科手術クルズス. 改訂第2版. 中村耕三監修. 東京, 南江堂, 2006, 139,140.

C 腰椎後方椎体間固定術（PLIF、TLIF）

東京大学医学部附属病院整形外科助教　土肥 透

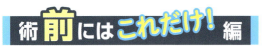

 腰椎不安定性を伴う馬尾や神経根の圧迫がある症例に対して、神経の除圧および固定を行う手術

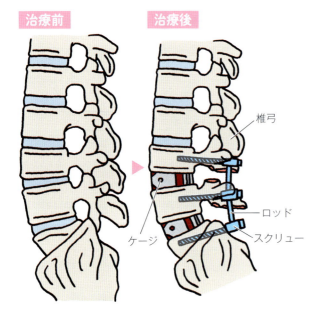

腰椎後方を正中切開し筋肉組織を展開、馬尾や神経根の圧迫のある箇所の骨（椎弓や椎間関節）を切除して神経の除圧を行った後、椎弓根にスクリューを挿入する。さらに椎間板を切除し、椎体間にケージを設置して固定する手術である。腰椎後方手術ではスタンダードな術式であるが、相応の経験を必要とする、難易度が中程度の手術である。

これだけ！データベース

- 手術時間：3～4時間（1椎間あたり）
- 出血量／輸血の有無：200～400mL程度（1椎間あたり）／輸血 有 無
- 麻酔方法：全身麻酔
- 主な体位：腹臥位
- 主な皮膚切開位置とアプローチ：後方正中切開。アプローチは棘突起縦割法等がある
- 切開手術および鏡視下手術
- インプラント：有 無
- 組立器械：有 無

これだけ！ 手術の知識 必修ポイント！

この手術の 目的・種類

　神経の圧迫を解除（除圧）して、さらに脊柱の不安定性を解消するため、脊椎後方部を固定する手術である。種類としてはアプローチの違いにより後方進入椎体間固定術（PLIF；posterior lumbar interbody fusion）と経椎間孔的腰椎椎体間固定術（TLIF；transforaminal lumbar interbody fusion）があるが、使用器械や手順に大きな差異はない。

この手術の 適応疾患＆ステージ分類

　腰椎変性すべり症や分離すべり症、不安定性を伴う腰部脊柱管狭窄症や腰椎椎間板ヘルニア、椎間関節切除等により脊柱支持性が失われる場合（腰椎椎間孔狭窄の除圧操作に伴う）等が適応になる。すべりの評価にはMeyerding（ミエルディング）の分類があり、すべりのある椎体後下縁が4等分した下位椎体上縁のどこに位置するかで1～4度と表す。

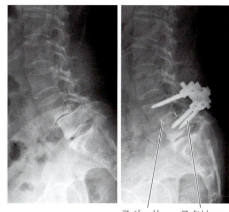

スペーサー　スクリュー
左：腰椎変性すべり症の術前、右：術後。

この手術によくみられる術中・術後の トラブル・合併症

　よくみられる術中合併症に、腹臥位による圧迫性障害（神経、眼、皮膚）、大量出血、硬膜損傷、神経損傷、骨折等がある。術後合併症としては、血腫麻痺、髄液漏、深部静脈血栓症や肺塞栓症、手術部位感染症等があげられる。

ポイント解説! 配置図&手術体位

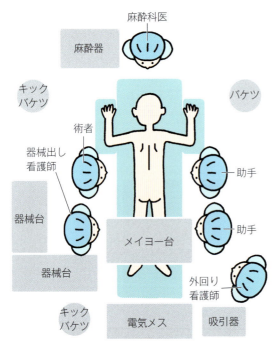

配置のポイント

器械出し看護師と器械台（インプラント含む）は術者側の尾側に、電気メスや吸引器は患者の足側に、自己血回収装置等がある場合は患者の頭側に配置する。X線透視装置（以下、イメージ）を用いる場合は、本体およびモニターは術者の反対側に配置する。

手術体位のポイント

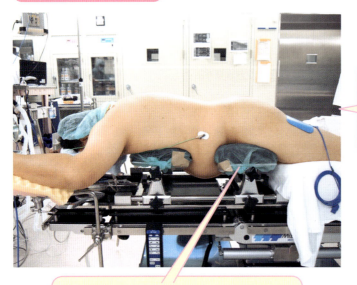

固定時は両眼の圧迫、腹部の直接圧迫、両腋窩の圧迫、肘内側の尺骨神経の圧迫がないように注意する。

上前腸骨棘から大腿部を体圧分散マットレスで保護し、男性の場合は陰部の圧迫に留意する。

これだけ！ 術前〜術後の看護 必修ポイント！

術前訪問、セッティング時のポイント

　安静度については仰臥位および側臥位が可能であり、術当日はベッドアップに制限があること、術翌日以降にベッドアップを開始し、ドレーン抜去後から安静度を徐々にあげていくこと等を伝える。術前に把握しておくべきことは、腰背部の皮膚の状態、感染症の有無、薬剤や消毒液等のアレルギーの有無等である。

⚠ 術後の注意点

　術当日〜翌日にかけては血腫による麻痺（下肢麻痺、しびれ・疼痛の増悪等）の出現に留意する。ドレーン排液の性状や量を確認し、髄液漏等が起こっていないか確認する。術後訪問時には腹臥位による皮膚障害や圧迫性神経障害（腕神経叢、尺骨神経、外側大腿皮神経）が起こっていないか確認する。

整形外科医の マイ ルーティーン ⭐

特にルーティーンというルーティーンはないが、気持ちを落ち着かせるため、手術で用いる拡大鏡は汚れや曇りがないように念入りに表面をきれいにしている。

第4章　頚椎・腰椎の手術

術中にはこれだけ！編

ざっくり！手術のタイムライン！

時間経過	00:30	01:00	01:30
場面	①皮切、展開	②スクリュー挿入 🔍	③除圧（椎弓、椎間関節切除）🔍
術者の操作	正中縦皮膚切開を行い、筋層を展開。椎弓、椎間関節を露出する。	スクリュー孔を作成し、椎弓根スクリューを挿入する（施設によっては椎体間固定後に行うこともある）。	椎弓や椎間関節を切除し、神経の除圧を行う。
使用する器具	円刃、有鉤鑷子、コブラスパトリウム、電気メス、バイポーラ、開創器。	スクリュー孔作成に必要な器具（プローブ、サウンダー【フィーラー】、タップ）、スクリュードライバー。	骨ノミ、ハンマー、エアドリル、リウエル、ケリソン鉗子。
器械出し（ここで準備しておこう！）	スクリュー挿入に必要な器械の準備。	除圧に必要な器械（エアドリルや骨ノミ、骨蝋等）の準備。	椎体間固定に必要な器械の準備。
器械出し（アクション＆確認事項）	ガーゼを適宜補充。	スクリュー挿入の手順を確認する。	切除された骨は清潔に保存する。
外回り看護	スクリューが速やかに出せるように確認、準備。	術者から言われたスクリュー径や長さを間違えないように準備する。	眼球圧迫がないか適宜確認する。

02:10	02:30	02:40	03:00
④椎体間固定、ケージ挿入 🔍	⑤ロッド設置、最終固定 🔍	⑥骨移植	⑦ドレーン留置、閉創
椎間板を切除し、椎体間にケージを挿入、固定する。	ロッドをスクリューに設置し、最終固定する。	後方の皮質骨を掘削し骨移植する（腸骨から採骨することもある）。	筋層下にドレーンを留置し、筋層、皮下、皮膚と各層を縫合する。
髄核鉗子、ディスクシェーバー、リングキュレット。	ロッドカッター、ロッドフォルダー、ベンダー、セットスクリューインサーター、コンプレッサー、トルクレンチドライバー。	鑷子、採骨が必要なときは骨ノミ。	有鉤鑷子、縫合糸、クーパー。
ロッド設置に必要な器械の確認。	骨移植用の骨の準備。	閉創の準備。	創部ドレッシング材の準備。
椎体間に骨移植する器具も用意。	セットスクリュー装着に必要な各種デバイスを確認。	骨移植用の骨は清潔に保つ。	ガーゼカウントを間違えないように注意する。
ケージの種類、長さ等を間違えないように注意する。	出血に応じて止血材の準備。	閉創前のガーゼカウントの準備。	出血量を確認、室温を上げる。

第4章 頚椎・腰椎の手術

これだけ！準備器械・物品（セット中心）

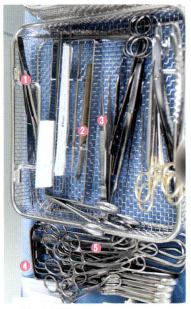

★腰椎手術器械①
❶無鉤鑷子　❷円刃　❸有鉤鑷子
❹筋鉤　❺布鉗子

皮膚切開には円刃を、展開や閉創のときは無鉤・有鉤鑷子、筋鉤を使用する。

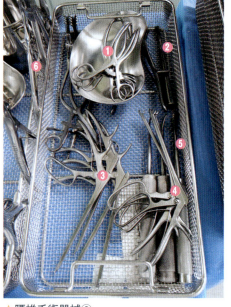

★腰椎手術器械②
❶ゲルピー開創器　❷骨ノミ　❸ケリソン鉗子　❹髄核鉗子　❺コブエレバトリウム
❻リウエル

骨ノミやケリソン鉗子は除圧時の骨切除で用い、髄核鉗子等は椎間板切除等で用いる。

★椎弓根スクリュー

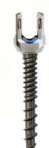

椎弓根スクリュー

脊椎後方固定に用いる適切なサイズの椎弓根スクリューが必要。

フォーカス！ 4操作の術野

②スクリュー挿入

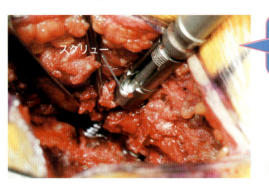

椎弓根にスクリューが適切に挿入されるように注意する。

椎弓根スクリューが骨外に逸脱しないよう注視しているため、術者は術野から目が離せない。

器械出し看護師のワザ

スクリュー孔作成からプロービング、サウンダーによる刺入孔の確認、タッピング、スクリュー挿入の一連の動きを覚えて、術者に器械をスムーズに渡す。

外回り看護師のヒケツ

術者が要求するスクリューの太さ、長さを間違えずに出す。

この操作にフォーカス！

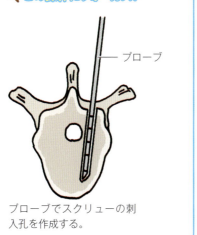

プローブでスクリューの刺入孔を作成する。

第4章 頸椎・腰椎の手術

③除圧（椎弓、椎間関節切除）

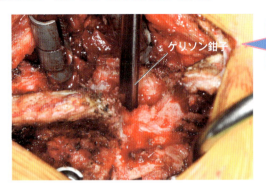
ケリソン鉗子

神経の圧迫を解除して、椎体間が確認できるようにする。

神経周囲の骨や靱帯を切除する際に、術者は硬膜損傷や神経損傷を起こさないように注意している。

器械出し看護師のワザ
除圧操作に必要なケリソン鉗子の種類等を確認し、術者に手際よく器械を渡せるようにする。

外回り看護師のヒケツ
術者は慎重に操作をしているため、患者の体を触る前に一声かける。

この操作にフォーカス！

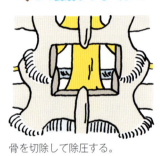
骨を切除して除圧する。

④椎体間固定、ケージ挿入

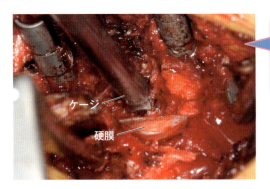

ケージ
硬膜

> 椎体間に骨移植、ケージを挿入して、後方固定の最終段階に入る。

神経を慎重によけて、椎間板を切除しケージを挿入する。止血等も十分に注意して行う。

器械出し看護師の ワザ

椎体間固定に必要な器械を把握し、スムーズな器械出しに努める。

外回り看護師の ヒケツ

急な多量の出血に備え、止血材が速やかに出せるように準備する。

🔍 この操作にフォーカス！

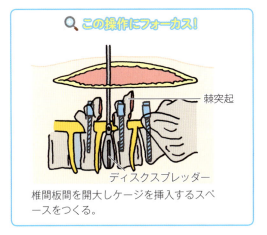

棘突起
ディスクスプレッダー

椎間板間を開大しケージを挿入するスペースをつくる。

第4章 頸椎・腰椎の手術

⑤ロッド設置、最終固定

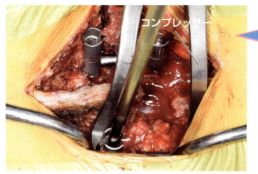

コンプレッサー

> ロッドを設置し、コンプレッサーで圧迫をかけて最終固定する。

引き続き、神経等を損傷しないよう注意しながら、最終固定を行う。

器械出し看護師の ワザ

セットスクリューや最終固定に必要な器械を準備し、確実で速やかな器械出しを心がける。

外回り看護師の ヒケツ

閉創に向けてドレーンやガーゼカウントの準備を行う。

🔍 この操作にフォーカス！

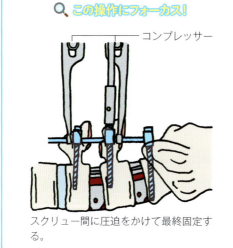

コンプレッサー

スクリュー間に圧迫をかけて最終固定する。

D 顕微鏡視下腰椎後方手術（ヘルニア摘出、椎弓部分切除）

特定医療法人社団同樹会結城病院整形外科部長　大木 武

術前にはこれだけ！編

どんなオペ？　腰椎椎間板ヘルニアや腰部脊柱管狭窄症により圧迫を受けた神経根や硬膜管を、顕微鏡で見ながら、後方から精密に圧迫を解除する手術

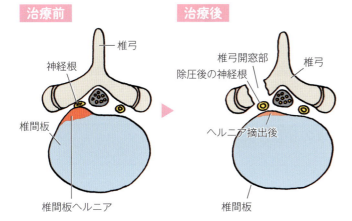

椎弓上を展開後、椎弓を開窓して黄色靱帯を切除、硬膜を展開する。神経根を確認し、椎間板を展開した後、開窓してヘルニア塊を摘出する。難易度はヘルニア塊の局在と癒着の程度、また椎間関節の形態等により異なる。開けてみて、予想以上に困難な症例もある。腰部脊柱管狭窄症では、上記の操作を片側進入で同様に両側の神経根に対して行う。すべては止血の良し悪しで決まる。

これだけ！データベース

- 手術時間：1〜1.5時間
- 出血量／輸血の有無：20mL以下／輸血 有 **無**
- 麻酔方法：全身麻酔
- 主な体位：腹臥位
- 主な皮膚切開位置とアプローチ：椎間板高位の棘突起症状側に約2cm
- 切開手術
- インプラント：有 **無**
- 組立器械：**有** 無

これだけ！手術の知識 必修ポイント！
この手術の目的・種類

　顕微鏡下の脊椎後方手術は開創の範囲や開創器を選ばない。すべての手術に使用可能である。本稿では、チューブレトラクターを使用した腰椎椎間板ヘルニアについて説明する。腰部脊柱管狭窄症の場合は片側で進入して開窓後、チューブレトラクターを反対側に傾けて対側除圧をする。外側椎間板ヘルニア摘出術や椎間孔外側部開窓術も同様に可能である。

この手術の適応疾患＆ステージ分類

　腰椎椎間板ヘルニア、腰部脊柱管狭窄症ともに、コントロール不良な長期の疼痛や進行する神経麻痺に対して適応がある。

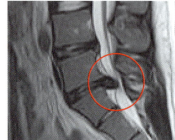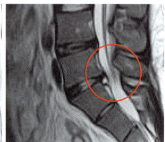

左：椎間板ヘルニア脱出、右：椎間板ヘルニア摘出後。

この手術によくみられる術中・術後のトラブル・合併症

■ 術中トラブル
手術高位間違い、椎弓骨折、神経損傷、硬膜損傷、腹部大血管損傷。

■ 術後トラブル
顔面・体幹皮膚障害、眼球障害、大腿外側皮神経障害、術後血腫、術後創部感染、髄液瘻。

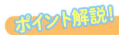
配置図&手術体位

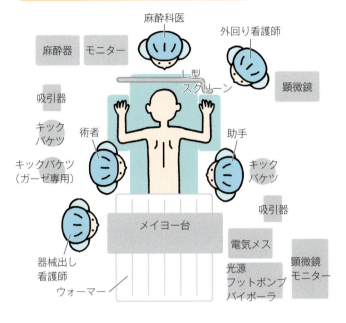

配置のポイント

患者の状態を観察できるよう、L型スクリーンを使用してドレープが直接頭部にかからないようにする。器械台、メイヨー台が患者の体に当たらないよう高さを調節する。コード類は安全面に配慮してセッティングする。

顕微鏡をセッティングしやすいスペースを確保する。顕微鏡使用時は、器械出し看護師が見やすい位置に顕微鏡モニターを移動する。

第4章 頸椎・腰椎の手術

手術体位のポイント

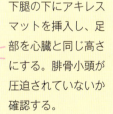

- 上肢：90°肩関節外転。腋窩の圧迫や肩関節部の過伸展、肘部管の神経圧迫に注意。
- 顔面：プロンビュー固定。眼球・鼻・口・顎部が圧迫されていないか確認。
- 胸部：片側が強く圧迫されないよう、体幹がチェストロールの中心にあることを確認。女性は乳房が圧迫されないようにくぼみに入れる。
- 下肢：膝を45°以下に屈曲させる。両大腿前面にソフトナースを、両膝および下腿前面にジェルパッドを挿入し、膝部への荷重を軽減して体圧を分散させる。
- 下腿の下にアキレスマットを挿入し、足部を心臓と同じ高さにする。腓骨小頭が圧迫されていないか確認する。
- 体圧測定器で両腸骨部、両膝部の体圧（圧迫力）を20mmHg以下、ずれ力は4Nに調節する。男性は性器が圧迫されないようにくぼみをつくる。

これだけ！術前〜術後の看護 必修ポイント！

術前訪問、セッティング時のポイント

　術後の状態変化の確認のため、痛み・しびれ・歩行状態・膀胱直腸障害の有無等、現在の症状を観察する。

　腹臥位で手術を行うことを説明し、全身の関節可動域と拘縮の有無を確認する。特に、上肢は挙上のうえ固定されるため、動きをチェックする。また、腹臥位により胸郭の動きが制限され、腹圧上昇や横隔膜の運動制限によるガス換気障害をきたす可能性があるため、BMIと体型を確認する。

　体位固定時は圧着・圧迫される面が多く、褥瘡発生リスクがある。皮膚の脆弱性やテープかぶれを起こしやすいか等、皮膚の状態を観察する。

　全身麻酔の流れとともに、腹臥位では圧迫される部位に発赤や神経障害が起こる可能性があることを説明する。膀胱留置カテーテルや創部ドレーンが入ることについても説明し、術後の混乱が少なくなるよう声かけする。

⚠️ 術後の注意点

　麻酔から覚醒後、下肢の痛みやしびれの増強はないか、足関節の底背屈はできるか等、医師とともに観察する。ドレーン排液の量とドレーン陰圧を確認する。術後血腫による神経障害が起こっていないか等、観察から合併症の早期発見・早期対応につなげる。

　術後訪問では、創部痛の程度や、麻酔から覚醒後の抜管による喉の痛みの状態、術後に混乱（せん妄）はなかったか、術前に知りたかった情報は何かあるかを聞いて、今後の診療やケアに生かすようにする。

整形外科医の マイ ルーティーン ✦

　手術で問題になることは、場所間違いである。間違い防止のため、術前のX線やCT、MRIフィルムに椎体の番号を振ったり、ヘルニアの部位をマークしたりする。さらに、術前のタイムアウト時に、カルテの記載内容から症状の左右を確認する。術者だけでなく、助手や器械出し看護師、外回り看護師まで認識を同じにしている。

術中にはこれだけ！編

ざっくり！手術のタイムライン！

時間経過	00:00 ▶	00:10 ▶	
場面	①術前メルクマール	②皮切〜術中メルクマール	マイクロ操作 ③椎弓開窓、黄色靱帯の切除 🔍
術者の操作	術前に手術高位を確認するために、18G 針を目標の棘突起に刺し、X 線撮影をする。高位が違うときは、刺し直す。	術前メルクマールした棘突起の症状側に約 2cm の縦皮切を置く。棘突起から椎弓上を展開し、開創器を設置する。再び X 線撮影で高位を確認する。	顕微鏡を術野に入れる。まずは椎弓峡部を確認し、その後エアトームで開窓部を掘削する。黄色靱帯を認めた後、ノミやケリソン鉗子で骨切除を行う。椎弓峡部での出血はバイポーラで止血する。骨切除部からの出血には骨蝋を塗る。
使用する器具	消毒鉗子、ポビドンヨード綿球、18G 針、滅菌ペンチ。	チューブレトラクター、電気メス（弯曲）、バイポーラ 1.0mm。	バイポーラ 0.5mm、ピンセットルーツェ、バイオネットチゼル、バイオネット型キュレット。
器械出し ここで準備しておこう！		サージエアトーム、バイポーラ、バイオネット型キュレット、ケリソン鉗子。	骨蝋、コラーゲン使用吸収性局所止血材、糸付き綿。
器械出し アクション＆確認事項	外回り看護師からメルクマール針が何本入ったか報告を受ける。		糸付き綿の数を確認。
外回り看護	X 線依頼。記録にメルクマールの時間と本数を残す。	タイムアウト実施。	顕微鏡準備。バイポーラの出力を低出力に変更。

01:15

マイクロ操作

④神経根の展開 🔍	⑤椎間板の展開と開窓 🔍	⑥椎間板ヘルニア摘出、神経根除圧 🔍
黄色靱帯を頭尾側で剥離する。その後、靱帯側面を剥離しながら、可及的に靱帯を切除する。硬膜外静脈叢からの出血はバイポーラで止血する。神経根外側まで展開する。	神経根と膨隆した椎間板の境を展開する。神経根から外側に張っている薄い靱帯と、硬膜外脂肪の中にある多数の静脈血管をバイポーラで止血し、マイクロ剪刀で切離する。糸付き綿と吸引管で神経根を内側によせる。神経根と椎間板の境界を確認し、針で椎間板を確認したら、マイクロメスで椎間板を開窓する。	曲がりの鋭匙で可及的にヘルニア塊を摘出し、神経根の緊張を減じて、椎間板をさらに展開する。髄核鉗子でヘルニア塊を摘出するが、不十分なときは、サーフロー針外套を生理食塩水を入れたシリンジに付けて椎間板内を洗浄し、ヘルニア塊を押し出す。
糸付き綿、コラーゲン使用吸収性局所止血材、マイクロ剪刀。	マイクロメス、神経ヘラ。	バイオネット型キュレット、ヘルニアプッシャー、シャーレ。
術野で生理食塩水を使用する前に外回り看護師に声をかける。	ベッドローテーション時に患者の体に器械台が当たっていないか確認。	ヘルニア魂は生理食塩水入りのシャーレに保存。
出血量のカウント。	ベッドローテーション時に眼球の圧迫や体のずれが起きていないか確認。	検体を受け取る。顕微鏡を下げる。バイポーラの出力を高出力に変更。ライト筋鉤をつける。

01:20	01:30
⑦ドレーン挿入	⑧閉創
神経根の緊張減と神経根周囲にゾンデ挿入が容易なことを確認したら、閉創に移る。止血を行った後、ドレーンを留置する。創が小さいため、筋鉤下に確実に硬膜上にドレーンを置く。	筋膜下や皮下の出血点をバイポーラで止血する。皮下はナイロン糸で縫合し、表皮はテープで固定する。
筋鉤、止血ピン、ドレーン。	
固定テープを切る。	
器械カウント。	メルクマール針の本数を最終確認。
サインアウト、記録。	抜管に向けての準備。

第4章 頚椎・腰椎の手術

これだけ！準備器械・物品（セット中心）

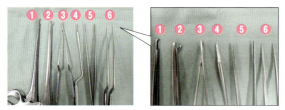

★顕微鏡下で使用する器械　先端部拡大図

❶ケリソン　❷髄核鉗子　❸マイクロ剪刃　❹マイクロメス　❺ペンサー　❻ピンセットルーチェ

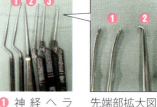
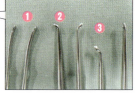

❶神経ヘラ（2mm・3mm）　❷鋭匙　❸バイオネット型キュレット（上向き・下向き・直）　先端部拡大図

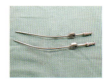

マイクロ吸引管
❶10Fr.　❷12Fr.

バイオネットチゼル

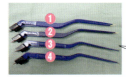

各種バイポーラ
❶1.0mm 直
❷0.5mm 直
❸0.5mm 上向き
❹0.5mm 下向き

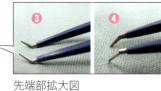

先端部拡大図

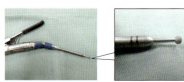

❶エアトーム　先端部拡大図

★補助器具

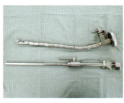
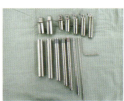

❶チューブレトラクター

セット器械の動きの確認、バイポーラの先端の形状チェック。器械出し看護師が手際よく術者に渡せるように配列を整える。

危険物のカウントを外回り看護師と器械出し看護師でダブルチェックする。

★トラブル回避時の必須アイテム

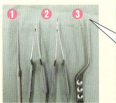
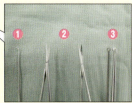
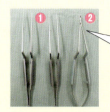
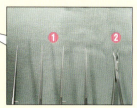

❶L字鉤（先丸）
❷マイクロ剪刃（直・曲）　❸マイクロ鑷子（先丸）

先端部拡大図

❶マイクロ鑷子（2本）　❷マイクロ持針器

先端部拡大図

第4章　頸椎・腰椎の手術

★手術用顕微鏡

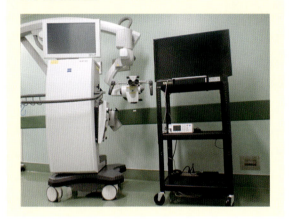

フォーカス！ 4 操作の術野

③椎弓開窓、黄色靱帯の切除

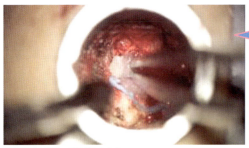

骨切面に対して骨蠟で止血

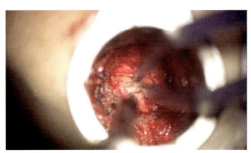

硬膜外静脈をバイポーラで止血

> 顕微鏡下手術の基本は止血操作。骨切除部位や硬膜外からの出血を確実に止めることが大切！

脊椎手術をうまく行うには、無血野をいかにつくるかが重要である。そのため、椎弓を削る前に筋肉や進入血管からの出血をバイポーラで確実に止血する。また、骨切除部位からの出血は骨蠟を糸付き綿で圧迫し、確実に止血する。硬膜外静脈叢はバイポーラで焼灼し、マイクロ剪刀で切離する。

器械出し看護師の ワザ

バイポーラについた焦げを適宜取り除くことと、糸付き綿等を術野の近くに置いて術者に渡すことを忘れないようにする。

吸引管で吸引されないように、骨蠟を3～4mm程度に丸める。止血しやすいように、コラーゲン使用吸収性局所止血材を約3mm×5mmにカットする。

外回り看護師の ヒケツ

顕微鏡が入るスペースを確保し、患者の体に接触させないように術野に入れる。顕微鏡の画面を器械出し看護師が見やすい位置に設置する。

この操作にフォーカス！

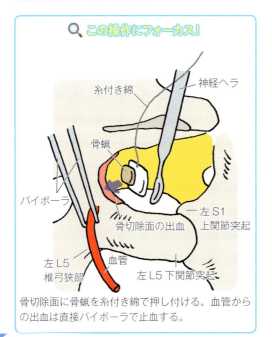

骨切除面に骨蠟を糸付き綿で押し付ける。血管からの出血は直接バイポーラで止血する。

🔍 ④神経根の展開

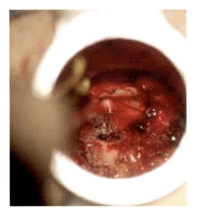

神経根外側の血管

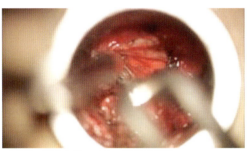

バイポーラ止血後マイクロ剪刀で切離

> 神経根を愛護的に扱うために、神経根周囲の血管を確実に焼灼・切離すること！

糸付き綿と吸引管を用いて神経根外側を展開する。目視できる血管をバイポーラで焼灼し、マイクロ剪刀で確実に切離する。ヘルニア塊が脱出して神経根と癒着したり境界が不明瞭な場合もあり、出血していると確実な神経根の展開ができない。

器械出し看護師の ワザ

焼灼困難な出血のとき、コラーゲン使用吸収性局所止血材と糸付き綿を出血点に詰めて止血するため、器械出し看護師はモニター画面で確認しながらそれらを術野付近に用意する。

バイポーラの先端を生理食塩水で湿らせたガーゼで拭き、焦げを取り除いておく。すぐに止血できるよう、バイポーラの先端を替えたとき、バイポーラ内を生理食塩水で充填しておく。

外回り看護師の ヒケツ

顕微鏡のモニターをよく見て、出血の有無を確認する。術野で洗浄用の生理食塩水が使用される前に出血量をカウントし、術者に報告する。

顕微鏡本体に触れないように注意する。また、顕微鏡操作中は患者の体に触れるのは極力避ける。

🔍 この操作にフォーカス！

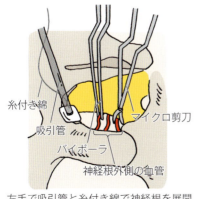

左手で吸引管と糸付き綿で神経根を展開し、この外側に走る血管をバイポーラで焼灼し、マイクロ剪刀で切離する。

🔍 ⑤椎間板の展開と開窓

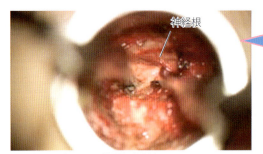

神経根下の膨隆した椎間板を露出

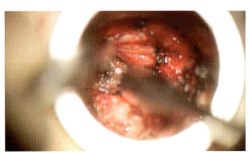

椎間板をマイクロメスで開窓

> 椎間板の膨隆により神経根が緊張しているときは、無理に神経根を牽引しない！

緊張している神経根を無理に牽引して椎間板を展開しようとすると、神経麻痺の原因になる。無血野であれば、神経根の上外側縁から可及的に椎間板を開窓してヘルニア塊を鋭匙で掻き出し、神経根の緊張をゆるめることができる。椎間板を針で穿刺したりメスで開窓したりするとき、顕微鏡では周囲が見えないため、針刺し事故に注意が必要。

器械出し看護師のワザ

針刺し事故防止のため、針やメスを渡すときは、声に出しながら渡す。

外回り看護師のヒケツ

ベッドローテーション時は眼球や口唇の圧迫、体のずれが起こっていないか、患者の体に触れないようにして確認する。圧迫やずれが生じていたら術者に報告し、麻酔科医と協力して除圧および調整を行う。

🔍 この操作にフォーカス！

神経ヘラ / マイクロメス / 神経根 / 椎間板開窓

神経根外側縁から椎間板を開窓し、ヘルニア塊の圧を抜く。

⑥椎間板ヘルニア摘出、神経根除圧

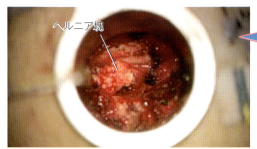

引き出された椎間板ヘルニア塊

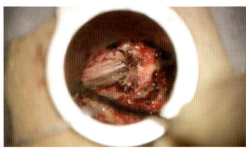

神経根除圧を確認

> ヘルニア塊の取り残しに注意！

椎間板ヘルニアは脱出して尾側に嵌頓し、神経根の腹側に迷入していることが多い。ヘルニア塊を取り残さないために、無血野で神経根の下から引き出す必要がある。

器械出し看護師のワザ

検体を保管するため、シャーレを準備する。神経根の緊張を確認するため、ゾンデを準備する。

外回り看護師のヒケツ

顕微鏡は終了してもいつでも使用できるように清潔のまま置いておき、患者が麻酔から覚醒後、神経症状の確認をしてから片付ける。

この操作にフォーカス！

神経根の下に陥入しているヘルニア塊を掻き出す。

E 内視鏡下腰椎後方椎間板摘出術（MED法）

芳賀赤十字病院整形外科副部長　**猪股保志**

術前にはこれだけ！編

どんなオペ？　腰椎椎間板ヘルニアの低侵襲手術の1つ。後方から内視鏡下にヘルニアを摘出する

治療前

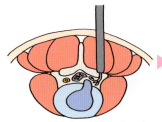

ヘルニアが突出し神経根を圧迫。内視鏡を挿入している。

治療後

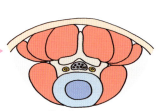

ヘルニア摘出後。

　小皮切下に内視鏡を椎弓上に設置し、直径1.6cmの外筒の中でドリル、ノミ、鉗子等を用いて、部分骨切除・黄色靱帯切除・ヘルニア摘出を行う。MED（microendoscopic disecectomy）で用いられる内視鏡は斜視鏡で、映し出される画像は二次元であり、モニターを見ながらの1.6cm外筒の中での操作は習熟を要する。

これだけ！データベース

- 手術時間：約1時間
- 出血量／輸血の有無：20〜30mL／輸血 有 **無**
- 麻酔方法：全身麻酔
- 主な体位：腹臥位（4点支持器等を使用）
- 主な皮膚切開位置とアプローチ：当該高位の傍正中に約2cmの皮切、後方アプローチ
- 内視鏡下手術
- インプラント：有 **無**
- 組立器械：**有**（内視鏡〔カメラ本体、光源装置、吸引器〕）無

これだけ！手術の知識 必修ポイント！

この手術の 目的・種類

ヘルニアを摘出して神経根・馬尾の圧迫を解除する、後方アプローチによる除圧術。

この手術の 適応疾患&ステージ分類

術者の技量により、あらゆる腰椎椎間板ヘルニア（再発・石灰化・上位腰椎・椎間孔内外ヘルニア）に適応がある。

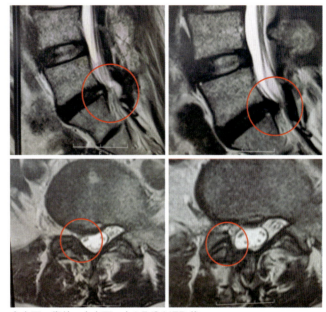

左上下：術前、右上下：右L5/S MED 後。

この手術によくみられる術中・術後の トラブル・合併症

術中の合併症は硬膜損傷（1.2％）、術後の合併症は硬膜外血腫（0.15％）との報告がある[1]。

ポイント解説！ 配置図&手術体位

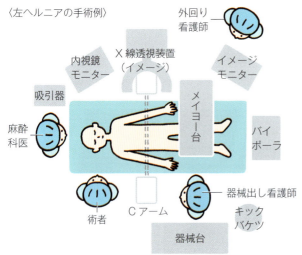

〈左ヘルニアの手術例〉

配置のポイント

　図は左ヘルニアの場合。右ヘルニアの場合は鏡で反転する。筆者は術中にX線透視装置（以下、イメージ）を用いているが、施設によっては手術台が高くなり、踏み台が必要となる。イメージやバイポーラ、ドリルのフットスイッチが踏み台から落ちるのを予防するため、テープで固定する。

　術者は患側の頭側に立つ。尾側の手術台にイメージのフレキシブルアームを取り付けるため、器械台や布が干渉しないようにする。

手術体位のポイント

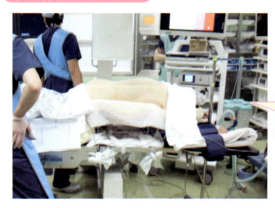

一般的な腰椎手術と同様、4点支持台を用いた腹臥位。

これだけ！ 術前〜術後の看護 必修ポイント！

術前訪問、セッティング時のポイント

内視鏡下手術は通常の脊椎手術と異なり片側進入であるため、左右確認が必要である。また、通常の脊椎手術と同様に高位の確認も必要である。よって、患側（左・右もしくは両側）の確認が最も重要であり、術者とブリーフィング時にどのように確認するか打ち合わせておく（設備が整った施設であれば、手術室でカルテやX線、MRIをモニターに表示して目視できるが、なければ画像の印刷物と症状を記載したものを照らし合わせる等）。

筆者はイメージで高位確認をしているため、術前マーキングは行わない。ガーゼ遺残の余地はなく、術後X線撮影もない。

術前後の症状の変化をみるために、徒手筋力テスト（MMT）で筋力低下を評価するとともに、感覚障害の範囲、膀胱直腸障害の有無の評価が必須である。

⚠️ 術後の注意点

前述のとおり、硬膜外血腫が生じる可能性がある。急激な痛みや麻痺、膀胱直腸障害の発生は、緊急手術につながるため、重要な観察ポイントである。

整形外科医の マイ ルーティーン

術前夜はもちろん飲酒しない。術直前は肩・肘・手関節、股関節、膝、アキレス腱のストレッチを行う。同じ体勢が続いてアチコチ痛くなるので、予防のためにも入念にほぐしている。

第4章 頚椎・腰椎の手術

術中にはこれだけ！編

ざっくり！手術のタイムライン！

時間経過	00:01	00:02	00:04
場面	①皮切	②内視鏡設置	③軟部組織除去・椎弓同定
術者の操作	正中から1cm外側に約2cmの切開を加える。さらに筋膜も切開する。	ダイレーターを順次挿入し、内視鏡を椎弓上に設置。	鉗子で視野内の筋組織を除去し、バイポーラで焼き縮める。椎弓を露出する。
使用する器具	尖刃。	ダイレーター、内視鏡。	4mm・3mm鉗子、ケリソン、カーブドケリソン、バイポーラ（曲）、鋭匙、生理食塩水10mLを入れたシリンジ、吸引管。
器械出し ここで準備しておこう！	ノミまたはドリル。術者によって組み合わせを変えることがあるので確認する。筆者は骨切除にノミを用いるため、血が飛び跳ねてカメラが汚れるのを防ぐのに円筒レトラクター（長さstandard）と、内視鏡（長さshort）を組み合わせている。		鉗子とケリソンを主に用いるので、ヘルニア鉗子やボールプローブ等、細かい操作や神経周囲で用いる器具と区別しておく。
器械出し アクション&確認事項	メスの受け渡しは膿盆で行う。		鉗子・ケリソン等で筋組織を切除すると出血する。バイポーラで止血し、カメラが汚れたら洗浄を繰り返すが、画面を見ていれば予想がつくので対応する。
外回り看護			終刀前の洗浄のみでなく、この場面から生理食塩水を用いるので準備する。

00:19	00:34	00:49
④椎弓部分切除 🔍	⑤黄色靱帯切除 🔍	⑥後縦靱帯切開 🔍
ノミまたはドリルで椎弓を部分切除する。	黄色靱帯付着部の椎弓（尾側椎弓上縁）、上関節突起を部分切除し、骨ごと靱帯を摘出するか、鋭匙等で付着部から剥離して摘出する。硬膜〜黄色靱帯間の癒着を剥離しながら行う。	硬膜管・神経根を正中側に保護し、後縦靱帯を露出。表層の血管を焼灼し、後縦靱帯を切開して椎間板に達する。
5mm平ノミまたはドリル、4mm・3mm鉗子、ケリソン、カーブドケリソン、鋭匙、骨蝋。	鋭匙、4mm・3mm鉗子、ケリソン、カーブドケリソン、ヘルニア鉗子（直）、ボールプローブ。	レトラクター型吸引管、ペンフィールド、ボールプローブ、ヘルニア鉗子、椎間板メス、バイポーラ（直）。
ボールプローブ。	バイポーラ（直）を準備する。	①〜⑤の操作で使っていたものをメイヨー台から片づけ、⑥以降で使う器械を用意する。
ノミで切除した粗大な骨片を鉗子やケリソンで摘出する。鋭匙で掻き出すこともある。大まかな操作であり、まだ大きな器械のみ用いる。骨の断端から出血することが多いので、骨蝋をペンフィールドにつけて準備する。	大まかな操作はなくなり、神経周囲の細かい操作へ移っていく。硬膜から靱帯を剥離して神経を保護し、組織の切除を繰り返す。鋭匙で黄色靱帯を剥離、鉗子・ケリソン・ヘルニア鉗子で切除、硬膜〜黄色靱帯間をボールプローブで剥離する。	硬膜管や神経を保護。後縦靱帯上の組織は、レトラクター型吸引管を片手に、ペンシールドかボールプローブをもう片手に持ってさばく。硬膜外静脈叢が露出したらバイポーラで焼灼するが、曲ではなく直のほうが神経周囲に触れるリスクが少ない。後縦靱帯の切開は椎間板メスを用いるか、バイポーラで穿破する。
骨蝋の準備。	硬膜損傷時には6-0プロリーン縫合糸®、ベリプラスト®などの組織接着剤等を使用する。次に使う椎間板メスの準備。	

01:04	01:09
⑦ヘルニア摘出 🔍	⑧閉創
後縦靱帯下のヘルニアを摘出。	洗浄。バイポーラ（曲）で止血しながら内視鏡を抜去。ドレーンを留置してイメージで位置を確認。皮下縫合2針、テープ・フィルム材等を貼付。
レトラクター型吸引管、ボールプローブ、ペンフィールド、ディセクター、ヘルニア鉗子、生理食塩水10mLを入れたシリンジ。	3-0吸収糸、縫合セット、ドレーン、ヘルニア鉗子。
バイポーラを曲に変更する。閉創を開始したらすぐに終わるため、縫合糸、ドレーン、被覆材等を準備する。	
後縦靱帯下や椎間板内をボールプローブで探り、ヘルニアを掻き出したり、周囲をペンフィールド、ディセクターで圧出してヘルニア鉗子でヘルニアを摘出する。内部にレトラクター型吸引管を挿入して生理食塩水を注入し、加圧することで残ったヘルニアを漏出させる。	ドレーンの挿入を確認後、イメージの電源を切る。
閉創準備。	必要な場合は術後X線等を手配して帰室準備。手術が短時間で終わるほど覚醒は早い。閉創はすぐに終わるので、準備ができてないと、待機時間が長くなる。

これだけ！準備器械・物品（セット中心）

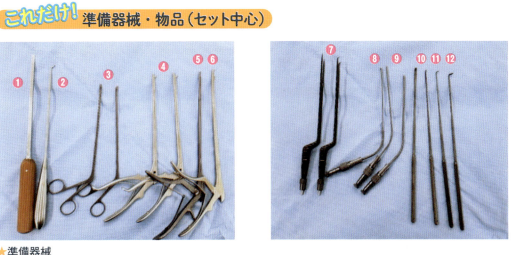

★準備器械

❶5mm平ノミ　❷曲がり鋭匙　❸ヘルニア鉗子（直・曲）　❹3mm・4mm鉗子　❺ケリソン　❻カーブドケリソン　❼バイポーラ（直・曲）　❽レトラクター型吸引管　❾吸引管（小・大）　❿ペンフィールド（大・小）　⓫ボールプローブ　⓬ディセクター

フォーカス！ 4操作の術野

④椎弓部分切除（ノミ使用の場合）

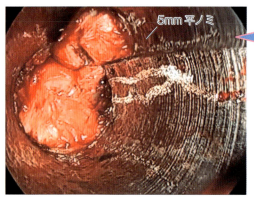

1時方向のものが5mm平ノミ。

> 必要最小限の骨切除を行う。硬膜損傷に要注意！

ノミが深く入ると硬膜を損傷する。その程度は、感触が頼りとなる。ノミを抜いたときに骨から出血することがあるが、髄液漏との区別が色ではつきにくい。早めに骨切除を完了させ、骨蝋で止血したい。

器械出し看護師のワザ

ノミで切除した骨は4mm鉗子で摘出するか、4mmが挿入できない狭い場所には3mmを用いたり、鋭匙等で掻き出す。内視鏡モニターを見ていれば、術者の次の行動がわかってくる。

外回り看護師のヒケツ

血圧が上がると、骨からの出血が増える。手術の進行の滞りを回避するため、血圧の推移をチェックすること。

この操作にフォーカス！

黄色靱帯／正中／ノミで切除する部分／尾側椎弓／尾側／頭側／頭側椎弓／外側

⑤黄色靱帯切除

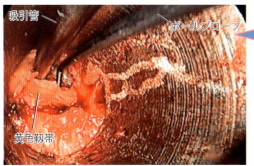

吸引管とボールプローブで、黄色靱帯下を探っている。

> 硬膜との癒着の有無を確認し、丁寧に切除する！

　黄色靱帯の下にある硬膜との間をボールプローブで剥離し、癒着のないところでケリソンで黄色靱帯を切除していく。癒着部の剥離やケリソンの操作によって硬膜損傷が起こりえるので、丁寧に行う。

器械出し看護師のワザ

　ボールプローブで探り、ケリソンで切除する反復操作が多い。次に使う器具を予想して渡せるとよい。外側方向へ（手元の方向へ）ケリソンを挿入する操作が多く、逆手持ちになることが多い。

外回り看護師のヒケツ

　硬膜損傷時には6-0両端針、人工硬膜、フィブリノーゲン製剤を用いる。

この操作にフォーカス！

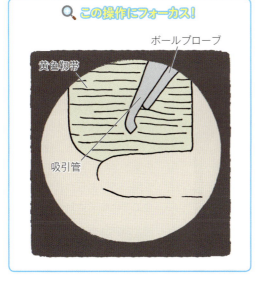

第4章　頚椎・腰椎の手術

⑥後縦靱帯切開

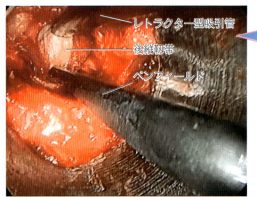

レトラクター型吸引管とペンフィールドで、後縦靱帯を露出している。

> 神経根・硬膜を同定して丁寧に保護し、椎間板とヘルニアを探索！

　硬膜管・神経根の外側を同定し、レトラクター型吸引管やペンフィールドで硬膜管を内側に保護する。後縦靱帯上の軟部組織や硬膜外静脈叢を剥離して後縦靱帯を露出し、切開もしくは穿破している。神経根か、ヘルニアの膨隆による後縦靱帯かの見分けがつきにくいことがあり、気を遣う場面である。ここからは、神経を圧迫する時間を最小にするためにも、器械出しがよりスムーズだと助かる。

器械出し看護師のワザ

　硬膜外静脈叢からの出血等で視野が悪くなることがある。曲のバイポーラでは先端が神経に当たる可能性があるので直を用いる。あらかじめ準備しておくと出血の際にすぐに対処できる。

外回り看護師のヒケツ

　出血しやすくなるので血圧の変動に注意する。止血材を使用する可能性もあるので、準備しておきたい。

⑦ヘルニア摘出

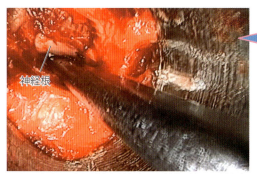

レトラクター型吸引管を神経根の外側に挿入。神経根を正中に保護していない、圧迫してない状態。

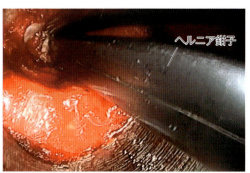

神経根をレトラクター型吸引管で内側に保護・圧迫しながら、ヘルニア鉗子で椎間板内からヘルニアを摘出している。

> 神経の圧迫を最小限にしながらヘルニアを摘出！

神経を保護しながら、ヘルニアをペンフィールドやディセクターで圧出したり、ボールプローブで掻き出したりして、ヘルニア鉗子で摘出する。椎間板内を加圧洗浄し、残存ヘルニアを出す。

器械出し看護師のワザ

上記器械による反復操作。ヘルニア摘出が終わり次第、曲のバイポーラで止血し、すぐに閉創になるが、あっという間に終わるため、あらかじめ閉創の準備をする。

外回り看護師のヒケツ

閉創前に通常の血圧まで昇圧して術野の止血を行うこともあるので、麻酔科医との連携が大切である。退室までの準備を早めに進める。

🔍 この操作にフォーカス！

レトラクター型吸引管　ヘルニア鉗子
尾側椎弓　正中　頭側椎弓
外側　ヘルニア

引用・参考文献

1) 石井賢．脊椎内視鏡下手術の現状．日本整形外科学会雑誌．92，2018，56-62．

読者の皆さまへ

このたびは本増刊をご購読いただき、誠にありがとうございました。編集室では今後も皆さまのお役に立てる増刊の刊行をめざしてまいります。つきましては、本書に関するご感想・ご提案などがございましたら、当編集室までお寄せください。

OPE NURSING オペナーシング 2019年 秋季増刊 *The Japanese Journal of Operating Room Nursing*

解剖・疾患・手術 すべてマスター！
整形外科 器械出し・外回り 最強マニュアル 上肢・脊椎編

編集・大江隆史　竹下克志
発行人・長谷川 翔
編集担当・瀧本真弓　辻 友佳里　井奥享子
編集協力・綾目 愛　有限会社メディファーム
発行所・株式会社メディカ出版
　〒532-8588 大阪市淀川区宮原3-4-30
　ニッセイ新大阪ビル 16F
　編集 TEL 06-6398-5048
　お客様センター TEL 0120-276-115
　広告窓口/総広告代理店株式会社メディカ・アド
　　　TEL 03-5776-1853
　E-mail　ope@medica.co.jp
　URL　　https://www.medica.co.jp
印刷製本　株式会社シナノ パブリッシング プレス
●乱丁・落丁がありましたら、お取り替えいたします。
●本書の無断転載を禁ず。Printed and bound in Japan

2019年秋季増刊（通巻459号）
2019年 9月15日発行　第1版第1刷
2023年12月10日発行　第1版第4刷
定価（本体4,000円＋税）
ISBN978-4-8404-6637-0

本誌に掲載する著作物の複製権・翻訳権・翻案権・上映権・譲渡権・公衆送信権（送信可能化権を含む）は株式会社メディカ出版が保有します。

JCOPY　＜（社）出版者著作権管理機構 委託出版物＞
本書の無断複写は著作権法上での例外を除き禁じられています。複写される場合は、そのつど事前に、（社）出版者著作権管理機構（電話 03-5244-5088、FAX 03-5244-5089、e-mail：info@jcopy.or.jp）の許諾を得てください。